最新医学データが導き出した

薬・減塩に頼らない血圧の下げ方

山口醫院院長
山口貴也

YUSABUL

目次

はじめに……008

第1章 高血圧と薬の関係

降圧剤が症状をつくる……014
高血圧とは何か？……016
高血圧よりも動脈硬化が問題……019
動脈硬化の原因「血管内皮障害」……020

日本の高血圧患者の現状……………024
以前と比べて下がっている日本人の血圧……………027
なぜ、血圧が下がっているのに高血圧患者は増えているのか？……………030
血圧の薬は効果がない……………032
怖い薬の副作用……………036
薬より大切な生活習慣の改善……………038
病人が減ると困る日本の医療体制……………042

第2章 高血圧の本当の原因

本当は低い高血圧のリスク……………048
肥満のリスク……………053

動脈硬化や血圧が上がる要因……057
コレステロールと動脈硬化の関係……070
本当は悪くない悪玉コレステロール……073
コレステロールは身体に必要な物質……076
効果的な酸化予防の方法……078
高血圧と関係の深い糖尿病の仕組み……080
油やタンパク質の摂りすぎで血糖が上がる……084
高血糖が動脈硬化をつくる……087
血圧を定期的に測る必要はない……089
降圧剤の副作用……090
おかしい高血圧の基準……094

第3章 脳・心血管疾患を予防する食と生活習慣

もっとも重要な減量と食事改善……100
運動……104
気を付けたい突然死のリスク……105
お勧めの運動は太極拳……108
血圧を下げるセラサイズとは？……112
高血圧の人のための食事……115
ベジタリアンと肉食の死亡率の比較……118
食生活の違いによる病気罹患率の比較……121
精製された食品が悪い理由……127
健康的なベジタリアンと不健康なベジタリアン……130
不健康なベジタリアンでは意味がない……131

体内の炎症を防ぐ食事……135
一般にいわれているほど減塩には意味がない……137
深呼吸の効果……141
水の効果……144
高血圧に遺伝の影響は少ない……144
遺伝子リスクは小さいというデータ……146
まだある生活習慣と心血管疾患についての研究……150
危ないトランス脂肪酸……155
オメガ3とオメガ6の関係……158
カルシウムとリンと血圧……162
ビタミンDと血圧……165
変化した日本人の食生活……168
血圧を下げる食生活の改善は認知症リスクも減らす……171
生活習慣の改善が経済的利益を生む……174

和食中心の食生活に……176
長寿地域の生活習慣……179
なぜ沖縄は長寿県ではなくなったのか？……180
血圧を下げる食品……182
腸内環境と動脈硬化の関係……188
腸内でつくられる高血圧の原因物質……190
植物性食品の重要な作用……191
歯周病も動脈硬化の一因……193
睡眠時間の短さが生活習慣病を招く……196

あとがき……200

参考文献一覧……208

はじめに

「高血圧の薬を使った治療をするより生活習慣の改善をしたほうが安上がりだという話をしてよ」——小峰歯科医院長の小峰一雄先生からこんな話をいただいたところから本書の企画がはじまりました。

日本に高血圧の人は1000万人近くいるといわれています。高血圧で薬を飲むと年間10万円ほど必要になりますが、実際にはこの数倍のお金が動いています。健康保険があるからです。高血圧関連の医療に、日本では1兆7000億円以上も使われています。

私は年間に10万円もの治療費を払うのなら、生活習慣の改善でよくなったほうがいいと思っていますし、そのほうが多くの人にとって将来的なメリットがあることを知っています。

よく薬を飲んでいる人からは「薬をやめたいけどやめられない」「やめるのが怖い」と聞きます。なぜ？ と問うと、彼らはやめられない理由も怖い理由もほとんど理解していないのです。

また血圧が高めになってきたけど薬は飲みたくない、薬を飲んでいるけれど薬以外の方法がないのか？ と考えている人の多くは情報過多で右往左往しています。

そんな人に向けて、本書には「薬で血圧を下げても動脈硬化などの病気が防げないデータ」「動脈硬化など血管疾患になる真の理由」「薬以外の解決法とは何か？」について書いてあります。高血圧は個人ではどうにもできない因子が絡んでいることがあり、人と環境の関連にも触れています。血圧が高いというのは、単に血管や心臓の問題ではなく、全身の、そして環境の問題なのです。

本書を執筆するために、改めて世界中の論文や研究に目を通し、確かなエビデンスやデータを紹介しながら説明しています。また、その過程で、昨今高血圧の2大治療法だと思われている減塩についても、いわれているほど効果がないことがデータとしてわかりました。

おそらくいままで医者のいうことをうのみにして、高血圧などの薬を飲み、過度な減塩に励んでいた人には驚くような内容ですが、本書を読み終わるころには、データに基づいた高血圧と脳心血管疾患に関する正しい知識が理解できるようになっていることかと思います。

また読みはじめる前に、ひとつ知っていただきたい専門用語があります。この本の文中に「有意差」という言葉がよく出てくるのですが、統計で使われる用語で、この有意差という意味は2つのデータを比べて「意味のある差がある」ということです。たとえば長野県と青森県の平均寿命に差があることがわかったときに誤差の範囲かそうではなく誤差といえない差があるか？　あると有意差あり、なければ有意差なしです。文中に有意差ありと書かれていたら、それは偶然そうなったのではなく、2つのグループの間に違いがあるということです。

本書が、読者の皆様の健康に寄与しますように。

文中の白ヌキ数字（例❶）は引用した参考文献を示します。
また図表の白ヌキ数字も同様に引用した参考文献を示します。
参考文献一覧は巻末に掲載してあります。

装幀　米谷テツヤ
本文デザイン　白根美和
本文イラスト　武内未英

第1章 高血圧と薬の関係

◉降圧剤が症状をつくる

高血圧と聞くと何を思い浮かべるでしょうか？

高血圧と聞いて楽しくなる人はいないと思います。また健診で血圧がひっかかった、と気分が落ち込む人や、医者にあれこれいわれて疎ましいと思っている人も多いのではないでしょうか？

私はよく「いつまで薬を飲まないといけないですか？」や「飲みはじめるとずっと飲まないといけないんですよね」といった声を聞きます。薬には当然リスクがあり、最終的に飲むか飲まないかは本人が決めることです。

医者がいったから素直に聞かなければいけないということはありません。

私はこの本を読むことで、血圧が高いことのリスクと薬を飲むリスク・メリットが理解できるようにしたいと思っています。

最近色々な情報が多くなりすぎて、本当にほしい情報が中々手に入りにくくなっています。

買い物に行って何かを買うときに、その商品の悪い点をいう店員はあまりいないでしょう。

薬も同じように真のリスクはなかなか理解できません。

電化製品には取り扱い説明書が付いていますし、化粧品には成分表や毒性試験の結果がパッケージに書かれています。

薬にも一応、能書きといわれる添付文書があります。

見たことがある方は少ないと思いますが、例としてH30年の降圧剤部門シェアナンバー1であるアムロジピンの添付文書を見てみましょう。

血圧を下げると書いてありますが、心筋梗塞や脳梗塞を減らすとは一言も書かれていません。

それは治験のときに調べていないのです。

読んでみると、浮腫が出る確率が高いですし、めまいや失神の副作用もあります。

血圧が高く降圧剤を飲んでいて、「めまいがするのは血圧が高いせいだ」という人がいますが、実際には反対に薬を飲んだせいでめまいがすることもあります。

頭痛もあります。

多くの人は血圧が高いからめまいや頭痛が出ると思っていますが、実際には反対に血圧を下げようと薬を飲んで、このような症状が出ることがあるのです。こうなると何のために飲んでいるのかわかりません。

薬の添付文書はネットで検索して読むことができます。薬を飲むようなことがあれば、ご自分の薬のことですから、一度しっかり読んでみてはいかがでしょうか。

◉高血圧とは何か？

そもそも高血圧とは何か？　血圧があるのは血液を全身に流すためです。

そこから考える必要があります。血圧には、よく130／90などと表記されるように上の血圧といわれる収縮期血圧と下の血圧といわれる拡張期血圧の2つがあります。

収縮期血圧は左心室が収縮したときの圧力で、拡張期血圧は左心室が拡張したと

アムロジピン錠添付文書より

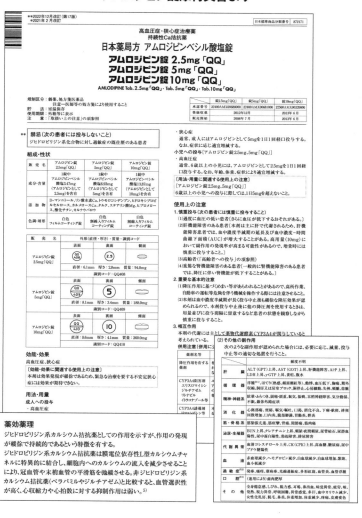

**2022年12月改訂(第17版)
*2021年2月改訂

日本標準商品分類番号	872171

高血圧症・狭心症治療薬
持続性Ca拮抗薬

日本薬局方 アムロジピンベシル酸塩錠

アムロジピン錠 2.5mg「QQ」
アムロジピン錠 5mg「QQ」
アムロジピン錠 10mg「QQ」

AMLODIPINE Tab. 2.5mg「QQ」・Tab. 5mg「QQ」・Tab.10mg「QQ」

規制区分：劇薬、処方箋医薬品
　　　　　注意―医師等の処方箋により使用すること
貯　　法：室温保存
使用期限：外箱等に表示
注　　意：「取扱い上の注意」の項参照

	錠2.5mg「QQ」	錠5mg「QQ」	錠10mg「QQ」
承認番号	22400AMX00680000	22400AMX00681000	22500AMX00320000
薬価収載	2012年12月		2013年6月
販売開始	2008年7月		2013年6月

** **禁忌(次の患者には投与しないこと)**
ジヒドロピリジン系化合物に対し過敏症の既往歴のある患者

組成・性状

販売名	アムロジピン錠2.5mg「QQ」	アムロジピン錠5mg「QQ」	アムロジピン錠10mg「QQ」
成分・含量	1錠中 アムロジピンベシル酸塩3.47mg (アムロジピンとして2.5mg)を含有	1錠中 アムロジピンベシル酸塩6.93mg (アムロジピンとして5mg)を含有	1錠中 アムロジピンベシル酸塩13.87mg (アムロジピンとして10mg)を含有
添加物	D-マンニトール、リン酸水素Ca、トウモロコシデンプン、ヒドロキシプロピルセルロース、カルメロースCa、タルク、ステアリン酸Mg、ヒプロメロース、酸化チタン、カルナウバロウ		
色調・剤形	白色 フィルムコーティング錠	白色 割線入りフィルムコーティング錠	白色 割線入りフィルムコーティング錠

販売名	外形(直径・厚さ)・質量・識別コード		
	表面	裏面	側面
アムロジピン錠2.5mg「QQ」	QQ 408	2.5	
	直径：6.1mm　厚さ：2.8mm　質量：94.0mg		
	識別コード：QQ408		
	表面	裏面	側面
アムロジピン錠5mg「QQ」	QQ 409	5	
	直径：8.1mm　厚さ：3.4mm　質量：188.0mg		
	識別コード：QQ409		
	表面	裏面	側面
アムロジピン錠10mg「QQ」	QQ 410	10	
	直径：8.6mm　厚さ：4.1mm　質量：260.0mg		
	識別コード：QQ410		

効能・効果

高血圧症、狭心症

〔効能・効果に関連する使用上の注意〕
本剤は効果発現が緩徐であるため、緊急な治療を要する不安定狭心症には効果が期待できない。

用法・用量

成人への投与
・高血圧症

・狭心症
通常、成人にはアムロジピンとして5mgを1日1回経口投与する。なお、症状に応じ適宜増減する。

小児への投与[アムロジピン錠2.5mg、5mg「QQ」]
・高血圧症
通常、6歳以上の小児には、アムロジピンとして2.5mgを1日1回経口投与する。なお、年齢、体重、症状により適宜増減する。

〔用法・用量に関連する使用上の注意〕
[アムロジピン錠2.5mg、5mg「QQ」]
6歳以上の小児への投与に際しては、1日5mgを超えないこと。

使用上の注意

1. 慎重投与(次の患者には慎重に投与すること)
(1)過度に血圧の低い患者〔さらに血圧が低下するおそれがある。〕
(2)肝機能障害のある患者〔本剤は主に肝で代謝されるため、肝機能障害患者では、血中濃度半減期の延長及び血中濃度－時間曲線下面積(AUC)が増大することがある。高用量(10mg)において副作用の発現率が高まる可能性があるので、増量時には慎重に投与すること。〕
(3)高齢者(「高齢者への投与」の項参照)
(4)重篤な腎機能障害のある患者〔一般的に腎機能障害のある患者では、降圧に伴い腎機能が低下することがある。〕

2. 重要な基本的注意
(1)降圧作用に基づくめまい等があらわれることがあるので、高所作業、自動車の運転等危険を伴う機械を操作する際には注意させること。
(2)本剤は血中濃度半減期が長く投与中止後も緩徐な降圧効果が認められるので、本剤投与中止後に他の降圧剤を使用するときは、用量並びに投与間隔に留意するなど患者の状態を観察しながら慎重に投与すること。

3. 相互作用
本剤の代謝には主として薬物代謝酵素CYP3A4が関与していると考えられている。
併用注意(併用に注

薬剤名等	
降圧作用を有する薬剤	相 れ な
CYP3A4阻害剤 エリスロマイシン ジルチアゼム リトナビル イトラコナゾール等	エ ア の 報
CYP3A4誘導剤 リファンピシン等	本 る

(2)その他の副作用
次のような副作用が認められた場合には、必要に応じ、減量、投与中止等の適切な処置を行うこと。

	頻度不明
肝臓	ALT(GPT)上昇、AST(GOT)上昇、肝機能障害、Al-P上昇、LDH上昇、γ-GTP上昇、黄疸、腹水
循環器	浮腫[注1]、ほてり(熱感、顔面潮紅等)、動悸、血圧低下、胸痛、期外収縮、洞房又は房室ブロック、洞停止、心房細動、失神、頻脈、徐脈
精神・神経系	眩暈・ふらつき、頭痛・頭重、眠気、振戦、末梢神経障害、気分動揺、不眠、錐体外路症状
消化器	心窩部痛、便秘、嘔気・嘔吐、口渇、消化不良、下痢・軟便、排便回数増加、口内炎、腹部膨満、胃腸炎、膵炎
筋・骨格系	筋緊張亢進、筋痙攣、背痛、関節痛、筋肉痛
泌尿・生殖器	BUN上昇、クレアチニン上昇、頻尿・夜間頻尿、尿管結石、尿潜血陽性、尿中蛋白陽性、勃起障害、排尿障害
代謝異常	血清コレステロール上昇、CK(CPK)上昇、高血糖、糖尿病、尿中ブドウ糖陽性
血液	赤血球減少、ヘモグロビン減少、白血球減少、白血球増加、紫斑、血小板減少
過敏症[注2]	発疹、瘙痒、蕁麻疹、光線過敏症、多形紅斑、血管炎、血管浮腫
口腔[注3]	(連用により)歯肉肥厚
その他	全身倦怠感、しびれ、脱力感、耳鳴、鼻出血、味覚異常、疲労、咳、発熱、視力異常、呼吸困難、異常感覚、多汗、血中カリウム減少、女性化乳房、脱毛、鼻炎、体重増加、体重減少、疼痛、皮膚変色

薬効薬理

ジヒドロピリジン系カルシウム拮抗薬としての作用を示すが、作用の発現が緩徐で持続的であるという特徴を有する。
ジヒドロピリジン系カルシウム拮抗薬は膜電位依存性L型カルシウムチャネルに特異的に結合し、細胞内へのカルシウムの流入を減少させることにより、冠血管や末梢血管の平滑筋を弛緩させる。非ジヒドロピリジン系カルシウム拮抗薬(ベラパミルやジルチアゼム)と比較すると、血管選択性が高く、心収縮力や心拍数に対する抑制作用は弱い。[5)]

きの血圧です。つまり収縮期血圧は心臓が血液を送り出す力を表し、拡張期は血管の硬さや緊張度を表します。

脊椎動物は陸に上がったことにより、重力を受けることになりました。人の脳は心臓よりも高い場所にあります。脳がもっとも血流不足に弱いので、血流不足を防ぐためには必然的に血圧が高くなります。よくキリンの血圧が高いといわれますが、ゾウやウシやネコ、ブタも血圧が高いです。鳥類も一般に血圧が高いのですが、七面鳥が一番高く上の血圧が３００～４００になるといわれています。

これら血圧の高い動物がすべて不健康なワケではありません。**血圧が高くても血管がそれに耐えることができれば健康です。**

人の健康は血の巡りに左右されます。血管の老化が進むと人も老化する、その原因と一般的にいわれているのが高血圧です。しかし血圧が高くても長生きの方はたくさんいます。つまり血圧が高いことと血管の老化はイコールではないのです。

血圧が高いと動脈硬化が進むといわれます。動脈硬化が進むと心筋梗塞や脳梗塞になるから、腎臓が悪くなるから血圧を下げろといわれますが、血圧が高くない人にも脳梗塞や心筋梗塞は起こります。

つまり高血圧イコール動脈硬化ではなく、高血圧は動脈硬化の原因のひとつにすぎないということです。

薬を飲んで血圧を下げても、多くのケースでは動脈硬化を防ぐことはできません。しかし、医者にいっても薬を飲んでいなさいで終わりです。それではどうすればよいのでしょうか？

これから本来の動脈硬化の原因や予防法を紐解いていこうと思います。

◉高血圧よりも動脈硬化が問題

高血圧には二次性高血圧と本態性高血圧があります。

二次性高血圧とは、ホルモンの異常や腎臓に流れる動脈に異常があったりして高血圧になる病気です。二次性高血圧はそれぞれの原因により治療法が違います。手術が必要になったり薬物療法が必要になることがある高血圧です。

本態性高血圧はそのような明らかな原因がない高血圧です。実は、高血圧といわれる人の大半は本態性高血圧です。

本態性高血圧の原因のひとつに血管内皮障害があります。血管内皮障害については後ほど詳しく説明しますが、**その血管内皮障害が動脈硬化の原因にもなります。**つまり、**血管内皮障害を予防することが動脈硬化の予防につながるのです。**血圧が高くても動脈硬化が起きなければ健康に問題はありません。では、動脈硬化の原因となる血管内皮障害とは、どのようにいつからはじまるのでしょうか？　動脈硬化および血管内皮障害について説明しましょう。

◉動脈硬化の原因「血管内皮障害」

まず、動脈硬化は現代の先進国の一般的な食生活をしていると幼児期からそのリスクが徐々に形成されるといわれています。

動脈硬化は血管内皮細胞からはじまります。血管内皮細胞とは、血管の一番内側

血管内皮機能異常を第一段階とした
動脈硬化発症から心血管合併症へのプロセス

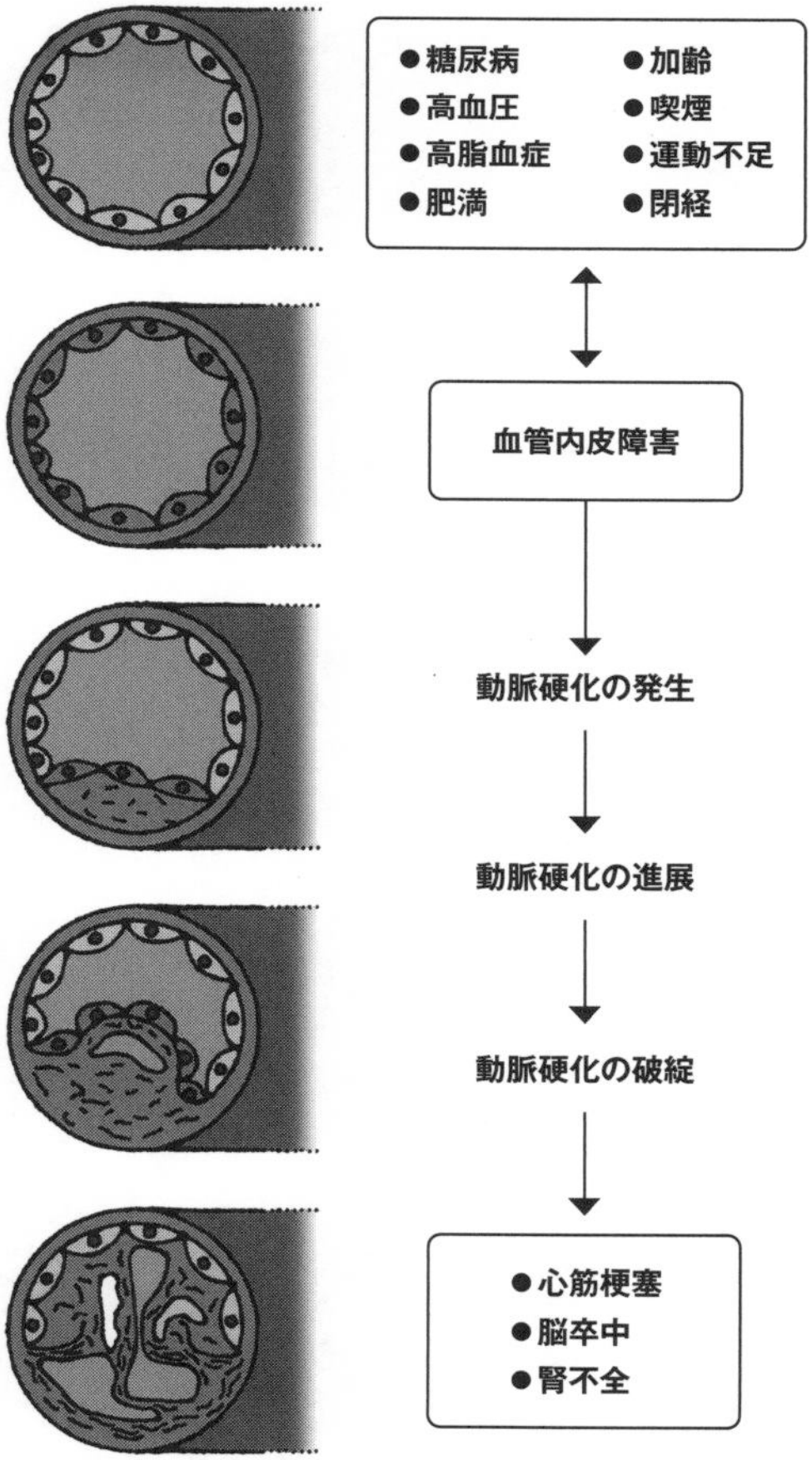

❶東 幸仁 動脈硬化の第一段階としての血管内皮障害 内科学会雑誌 第96巻 第8号・平成19年8月10日　より引用し、一部改変

で流れる血液と接する細胞です。血管はゴムやシリコンのチューブとは異なり、流れる血液から必要な物質を外に出し、回収するものは引き入れる役割をしています。一番有名なのは酸素と二酸化炭素ですが、そのほかにも糖やタンパク質、脂質などを出し入れしています。また血管には筋肉がついていて、血管を狭くしたり広げたりしています。

そして、血管内皮細胞はＮＯ（一酸化窒素）という物質をつくります。これはニトロと呼ばれる狭心症の人が発作を起こしたときに飲む薬と同じ成分で、血管を広げる作用があります。血管内皮細胞の働きが落ちると、ＮＯをはじめとする血管の調整をする物質がちゃんとつくられなくなります。これが、血圧が上がる原因のひとつです。

また血管内皮細胞の表面はマイナスに帯電しています。赤血球の表面もマイナスに帯電しているので、マイナスとマイナスで反発しあって赤血球が血管壁にくっつきにくくなっています。それにより血が流れやすくなっているのです。しかし、血管内皮機能が落ちるとこの働きも落ちます。

塩の主成分のナトリウムが血管内に多いと血管内皮機能が落ちるとされています。高血糖が高い状態も血管内皮機能を悪くします。血管内皮機能が落ちて血管を広げることができなかったり、血管の壁に血中の物質がくっ付いてしまったり、血管の中で脂が酸化してしまったりする状態を**血管内皮障害**といいます。血圧が高くても酸化ストレスが上がり、内皮機能障害を起こします。これらが動脈硬化の原因となります。コンクリートで固めた小川にヘドロがくっ付いているのを想像してもらうとよいかもしれません。

血圧が高いというと、主に心臓や血管に問題があると想像しますが、血液自体の質も関わりがあります。前述しましたが、血糖が高いと血管内皮障害が起こりやすくなります。また赤血球の膜の性質が悪くても同様に血管内皮障害が起こりやすくなります。後述する炎症性物質が多くなっても同様です。首都高が渋滞するのは道路の構造に問題があることも原因ですが、そこを走る車の量や運転の仕方も渋滞の原因になりますね。

つまり血管内皮障害が起きると動脈硬化になります。

◉日本の高血圧患者の現状

次に高血圧の現状を見てみましょう。高血圧患者はH27年の患者調査では993万7000人とされています。厚生労働省の生活習慣病予防のための健康情報サイトによると、4000万人が高血圧の状態にあるとされています。おおよそ10人に1人が高血圧患者で、3人に1人が未病状態の高血圧の状態ということです。

高血圧関連の医療費は1兆7907億円。膨大です。医療費全体が45兆円ですから、その3~4%にあたります。この金額をわかりやすく比較してみると、防衛費は5兆円ほど、消防費2兆円ほど。全国津々浦々にある消防署に使われる金額の9割弱、防衛費の3割弱、それくらいの額です。

高血圧があると生涯医療費が350万円ほど高くなるとされています❷。

この研究では喫煙者のほうが、医療費が少ないという結果になっています。それはなぜでしょうか? 早死にするからです。高血圧と比べても早死にするので、その分医療費がかからないのです。350万円、これは合併症が出なければの金額で

❷血圧レベル別の平均余命と生涯医療費（40歳男性）

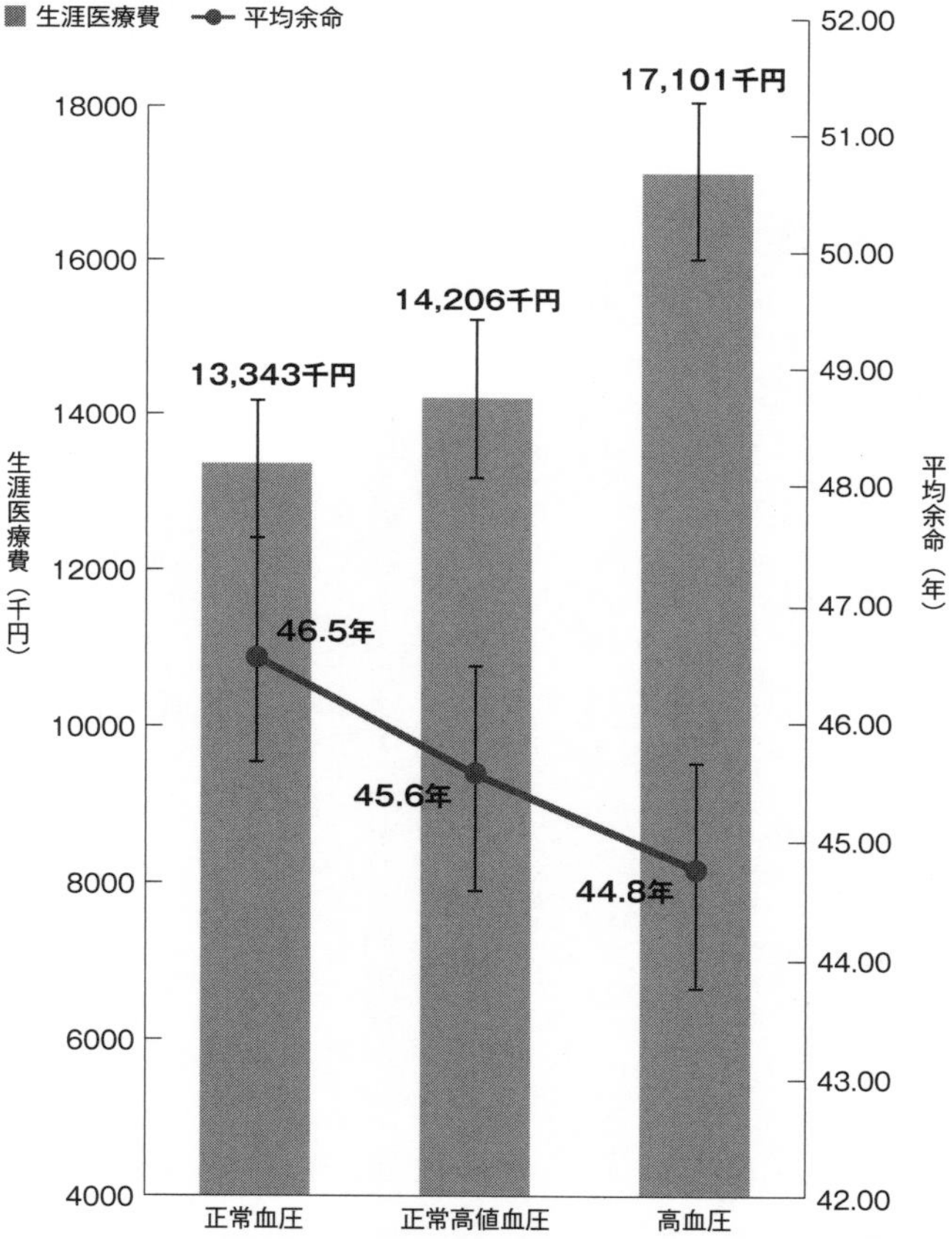

❷「厚生労働科学研究費補助金（政策科学総合研究事業（政策科学推進研究事業））総合研究報告書 生活習慣・健診結果が生涯医療費に及ぼす影響に関する研究 研究代表者 辻一郎 東北大学大学院医学系研究科公衆衛生学分野・教授」より引用し、一部改変

す。心筋梗塞を起こすと100万円から200万円医療費が多くかかり、脳梗塞を起こすと後遺症の程度にもよりますが150万円から250万円多くかかるといわれています。一般的には、その後も通院して薬を飲むことになるのでさらに医療費は上がります。

また、概算として一度高血圧で診察を受けると4000円前後かかります。薬代はさまざまな薬がありますが月に数千円から1万円ほどです。月に一度通院するとしたら年間10万円ほどかかります。果たして、薬にはそれほどまでにお金をかけるだけの、動脈硬化を防ぐ効果はあるのでしょうか?

高血圧は症状が何もなくても、病院に行くと、「高血圧は動脈硬化の原因になるので動脈硬化を防ぐために薬を飲みましょう」といわれます。薬を飲まないと脳梗塞になるとか心筋梗塞になるとか、腎臓が悪くなるとかいわれた方も多いでしょう。

◉以前と比べて下がっている日本人の血圧

日本人の血圧は年々高くなっているのかどうかを見てみましょう。この数十年の国民の血圧の動向を見ると、血圧は下がってきているにもかかわらず、高血圧患者は増えています❸。

かつては、血圧が高いと中気になる、あたる（いわゆる脳血管障害のこと）といわれていました。かつて日本では、血圧が高いことにより細い動脈が動脈硬化を起こして血管の壁が破れ、出血する脳出血や脳梗塞を起こしてしまうラクナ梗塞という病気が多かったのですが、いまは国民の血圧が下がったこともあってそれらは激減しました。

これは極端な高血圧が少なくなったことと、小動脈の動脈硬化を起こす要因が減ったことによる結果です。つまり、主に血圧が下がったことによる成果です。血圧が下がった理由は主に日本人の塩分摂取量が昔に比べて減ったことです。現在、日本人は平均して10g強の食塩を毎日摂っています。かつて1950年代の多いときには平均17gほど毎日摂っていたとされていますが、実際には地域差があり東北地方の一部では55g摂取していたというデータもあります❹。**かつて日本では現在の1.7〜5倍ほども塩分を摂っていたため、それが血管系の病気につながっていました。**

それが、生活様式の変化、たとえば冷蔵庫の普及で塩分の摂取量が減ったといわれています。塩は保存料としての働きもあるので、お漬物をつくるときに使われていた塩の量が減ったということも考えられるでしょう。私はこの17g（実際にはもっと多かった摂取量）から10gへの塩分摂取量の減少は高血圧に対して効果が出たと思いますが、**これ以上減らしても同じような効果が出るとは思いません。なぜなら塩分摂取量は高血圧や動脈硬化の原因のひとつにすぎないからです。**

特に、診療時によくいわれる6g以下の減塩は必要ないと考えています。詳しい理由は後述しますが、くどくど減塩しろといわれる理由はおそらく血圧の低下が一因による脳出血、脳梗塞の減少があまりにインパクトが大きく、いまも多くの人が血圧を下げれば動脈硬化はよくなるという幻想を抱いているからだと思います。

脳梗塞の種類

<table>
<tr><th></th><th>アテローム血栓性脳梗塞</th><th>心原性脳塞栓症</th><th>ラクナ梗塞</th></tr>
<tr><td>頻度</td><td>34%</td><td>27%</td><td>32%</td></tr>
<tr><td>危険因子</td><td>●高血圧　●糖尿病
●脂質異常症
●喫煙　●大量飲酒</td><td>●心疾患
（非弁膜症性心房細動など）</td><td>●高血圧</td></tr>
<tr><td>原因</td><td>比較的大きな脳動脈のアテローム硬化による狭窄・閉塞</td><td>心臓内血栓や心臓を経由する栓子（塞栓子）による脳動脈の閉塞</td><td>細い穿通枝の閉塞</td></tr>
<tr><td>病態</td><td>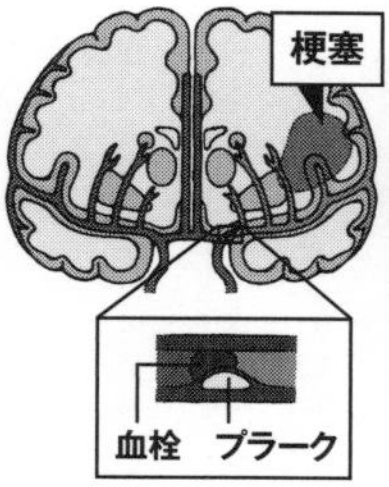
</td><td>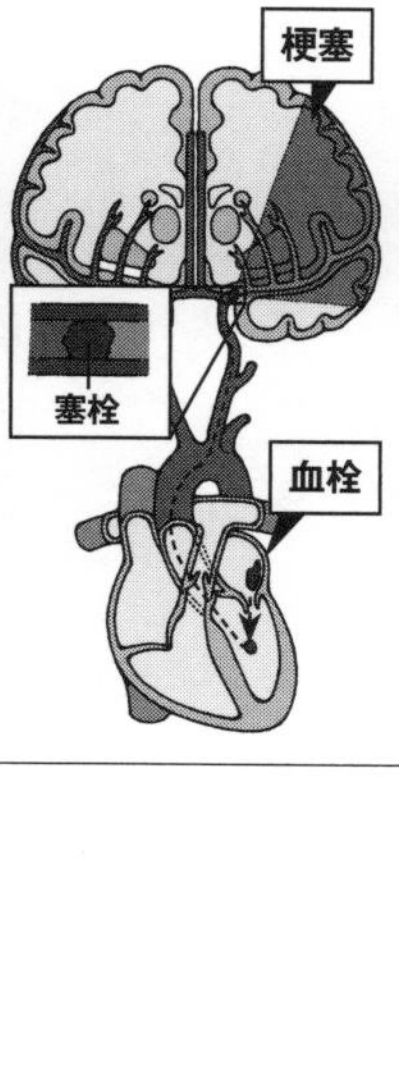
</td><td>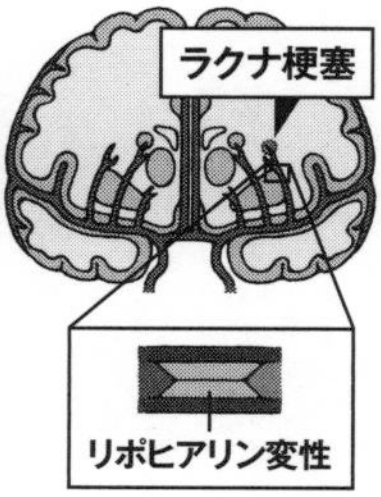
</td></tr>
</table>

◉なぜ、血圧が下がっているのに高血圧患者は増えているのか？

では、なぜ血圧が下がったのに高血圧患者が増えるのでしょうか？　それは高血圧の基準が変わったからです。**昔の基準では年齢足す90が正常でした。それが時代とともに正常基準値がどんどん下げられていきました。日本人の血圧が下がるよりも早いペースで基準が下げられたため、高血圧患者が増えたのです。**

国民の血圧が下がっているにもかかわらず高血圧患者が増えるのは、そんな理由からです。

グラフ（❸−2）を見ると血圧が下がってラクナ梗塞と被殻出血が減っているのがわかると思いますが、途中で下げ止まっているのが見て取れます。その後、割合が増えているのがアテローム硬化です。

ラクナ梗塞とアテローム硬化は起こる場所が異なります。アテローム硬化はラクナ梗塞よりも太い血管で起こり、この2つは原因も異なります。ラクナ梗塞は主に血圧が高いことによる動脈硬化が原因で起こり、アテローム硬化は血管の中に酸化

❸-1 性・年齢階級別による平均収縮期血圧の年次推移：1961～2010年

文献25より改変引用

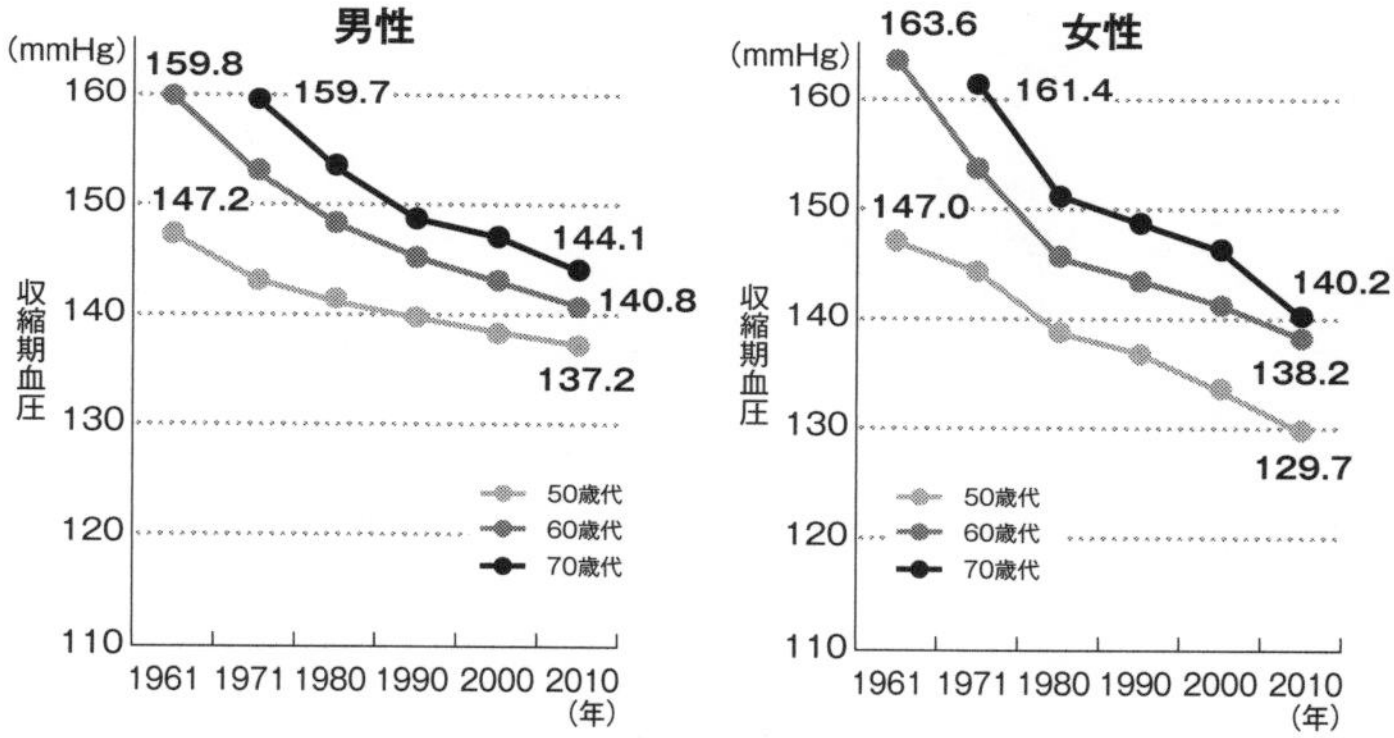

❸-2 脳梗塞および脳出血病型別による発症率の推移：1961年～1990年

文献11，12より著者作成

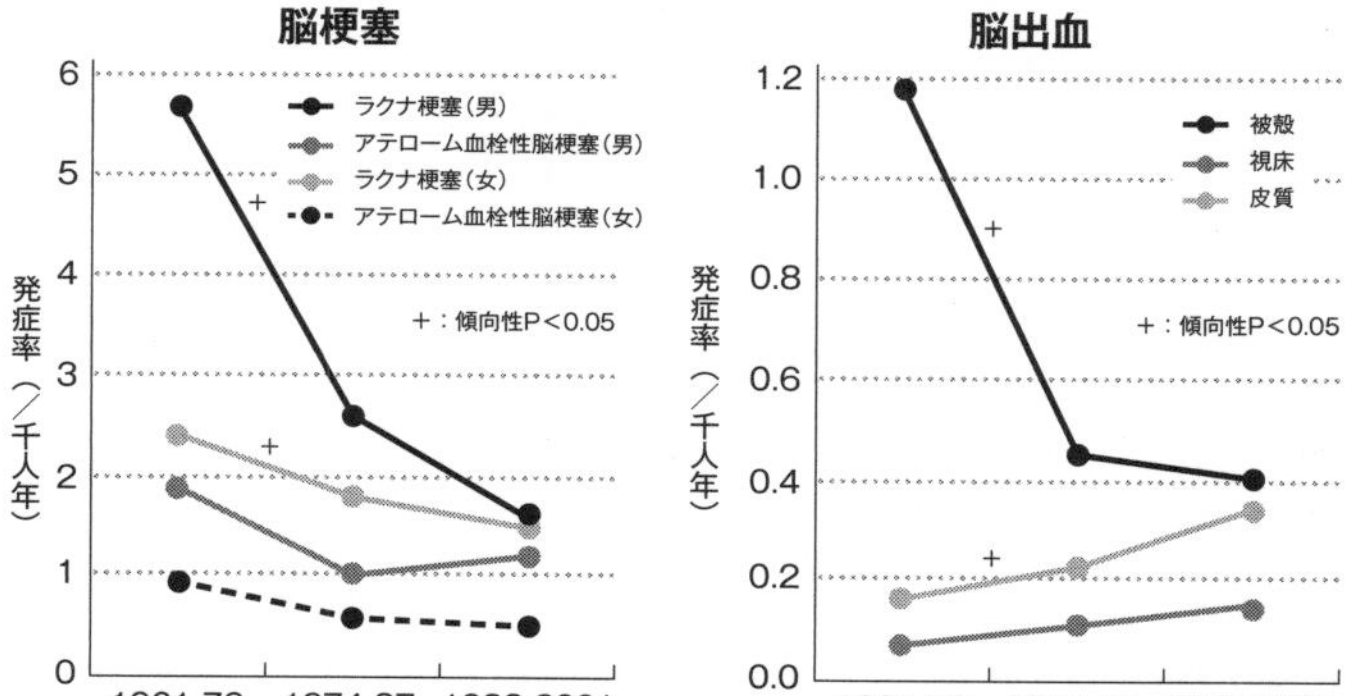

❸小久保喜弘 国内外の脳卒中の推移2017年12月 日循予防誌 第52巻 第3号　総説(循環器病予防総説シリーズ 3：記述疫学編　1) より引用し、一部改変

した脂質がたまることが主な原因で起こります。

血圧が下がっているのにアテローム硬化が増えているのは、血圧が主な原因ではないからです。

本来、高血圧治療の目的は血圧を下げることではなく動脈硬化の予防です。血圧を下げることが目的ではなく、最終的に動脈硬化が起こってそれによる病気が起こらないようにすることが目的なのです。もっといえば、血圧を下げることで亡くなる人が減らなければいけません。高血圧の薬を飲んだら死亡者数が増えたでは意味がありません。心筋梗塞で亡くなる人を1人減らすために10人何らかの理由で亡くなる人が増えました、では意味がないのです。

◉血圧の薬は効果がない

では、薬を飲んで血圧を下げることで、どれくらい死亡率を下げる効果があるのかを見てみましょう。中等度高血圧といわれ、心血管に関する危険因子がない人が

1950年代の日本人の塩分摂取量

❹-1 平均塩分摂取量と高血圧者の割合

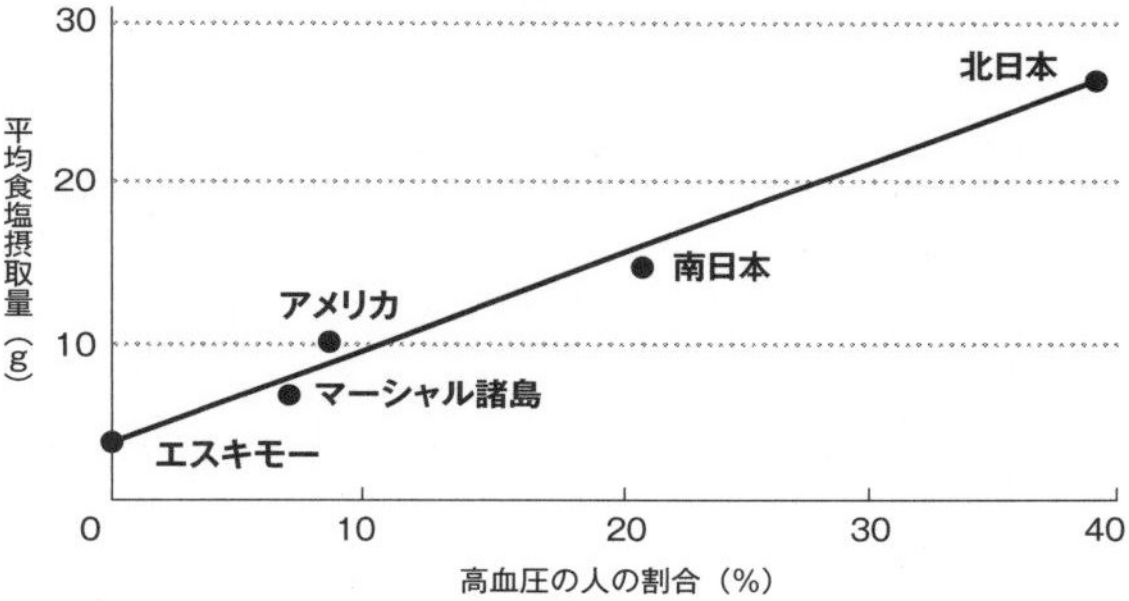

❹-2 平均塩分摂取量と10万人あたりの脳出血死亡率

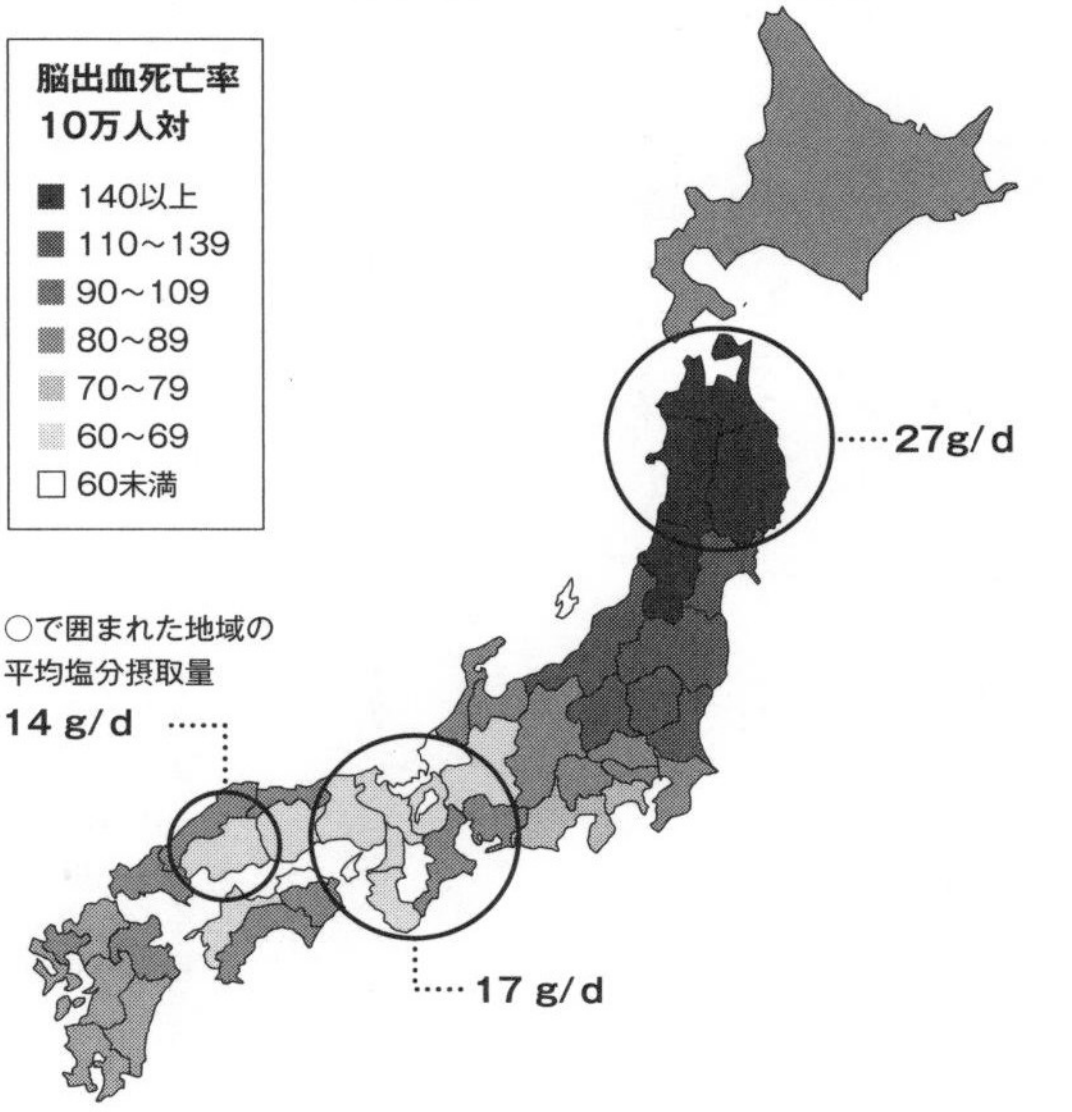

❹LK Dahl　SALT INTAKE AND DEVELOPMENT OF ESSENTIAL HYPER TENSION International Journal of Epidemiology 2005;34:967-972 より引用し、一部改変

薬を飲んだ場合と飲まなかった場合、死亡率や心血管疾患や心筋梗塞、脳梗塞が起きる割合がどうなるか15年観察した研究があります❺。

中等度高血圧は１４０／90〜１６０／99にあてはまり、これまでに心血管疾患や左室肥大（高血圧が長く続くと起きる左心室の筋肉の肥大）、心房細動（不整脈の一種）、糖尿病、慢性腎臓疾患といわれたことがなく、かつ若年性の心疾患の家族歴がない人が対象となりました。対象者の年齢の真ん中の値は双方55歳弱。健診で血圧が高めといわれたら多くの人があてはまる状況だと考えられます。人数は治療群も非治療群も1万９１４３人です。

さて15年経ってどうなったか。総死亡者数は治療群８６０人、非治療群７８１人。血圧の薬を飲んだ人のほうが約1.1倍亡くなっています。しかしこれは有意差がありません（統計的に誤差の範囲内ということ）。

次に心血管疾患を見ると、治療群７１８人、非治療群７００人です。薬を飲んだほうが多く、１・02倍ですが、これも有意差がありません。

一番気になるのはこの後の心筋梗塞です。治療群２７６人、非治療群２７９人と

❺-1 非治療と比べた高血圧治療による累積危険度

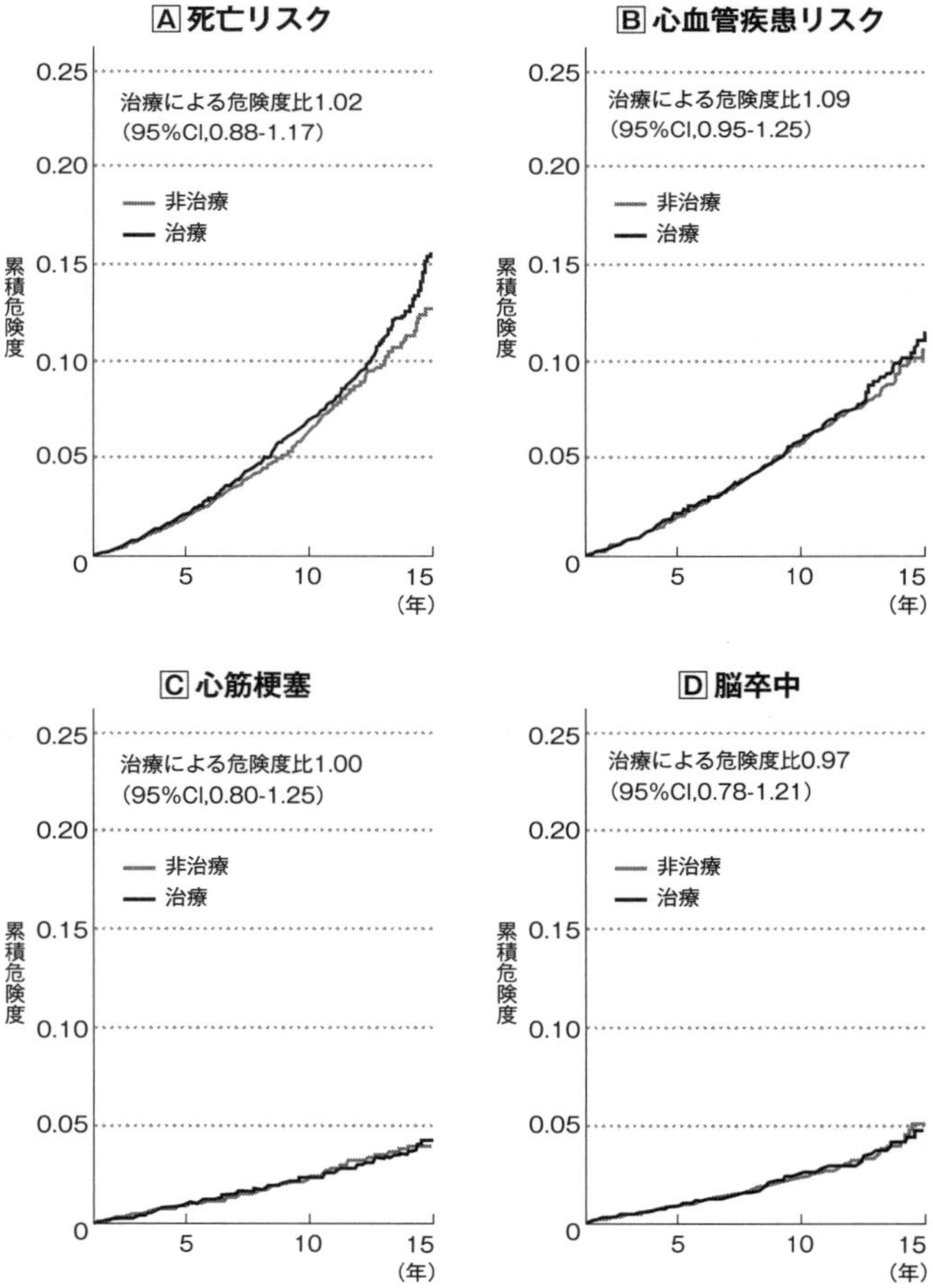

薬を飲んでいたほうがはじめて少なくなりましたが、これも有意差がありません。1万9143人中のこの人数です。**高血圧を放っておくと心筋梗塞になりますよと脅されますが、実際にはこれくらいの頻度です。**

脳卒中、多くの人が恐れる病気で「子どもに迷惑をかけたくないから」と予防のために服薬を考えている人も多いと思います。治療群292人、非治療群285人。また治療群のほうが高くなりましたが、これも有意差がありません。**このデータから、少なくとも中等度の高血圧でリスクの低い人は、予防のためと思って薬を飲んでいても効果はないことがわかります。**

◉怖い薬の副作用

効果については痛み分けでした。次は反対に薬の副作用を見てみましょう（P39図参照）。

低血圧は治療群268人、非治療群161人。これは有意差が出ています。誤差ではないということです。これで有意差がなければ効いてないんじゃないのとなってしまいます。

失神、治療群609人、非治療群473人これも見事に治療群が多いです。血圧の薬を飲まないと失神するといっている人もいますが、反対に飲んでいたほうが失神する人は多いのです。

徐脈、脈が遅くなることですが、治療群103人、非治療群76人と差がついているように見えますが、ケースが少ないため有意差がありません。

転落、治療群45人、非治療群39人とこれも有意差がありません。

急性腎障害、治療群194人、非治療群144人。これは有意差が出ました。**よく腎臓を保護するために血圧を下げましょうといわれますが、実は薬を飲んでいたほうが腎臓に障害が起こります。**

こう見てみると、薬を飲むことに利点はないのに、低血圧になるわ、失神は増えるわ、腎臓が障害されるわで、デメリットだけ多いことがわかります。

毎月外来に行って診察処方箋に4000円・薬代に4000円払っていると、年間約10万円、医療業界の収益のためだけに献上していることになります。**それでいて中等度の高血圧では副作用は出るのに心筋梗塞も脳梗塞も減らさないし、死亡数も減らないのです。高血圧といわれて薬を飲んでいる人の多くはこの区分に該当します。**

高血圧が怖いからといって、薬を飲んでも大して怖さが減るわけでないのは、おわかりいただけたでしょうか。

◉薬より大切な生活習慣の改善

そうはいっても、高血圧は病気です。先ほど軽度から中等度の高血圧では薬を飲んでも飲まなくても差はないと説明しましたが、放置しておけば血圧が高くない人に比べて死亡率は高くなります。要するに薬以外の方法が必要なのです。では、どうすればよいのか?

病識という言葉があります。自分は病気なんだと認識することです。健診のとき

❺-2 非治療と比べた高血圧治療による累積危険度

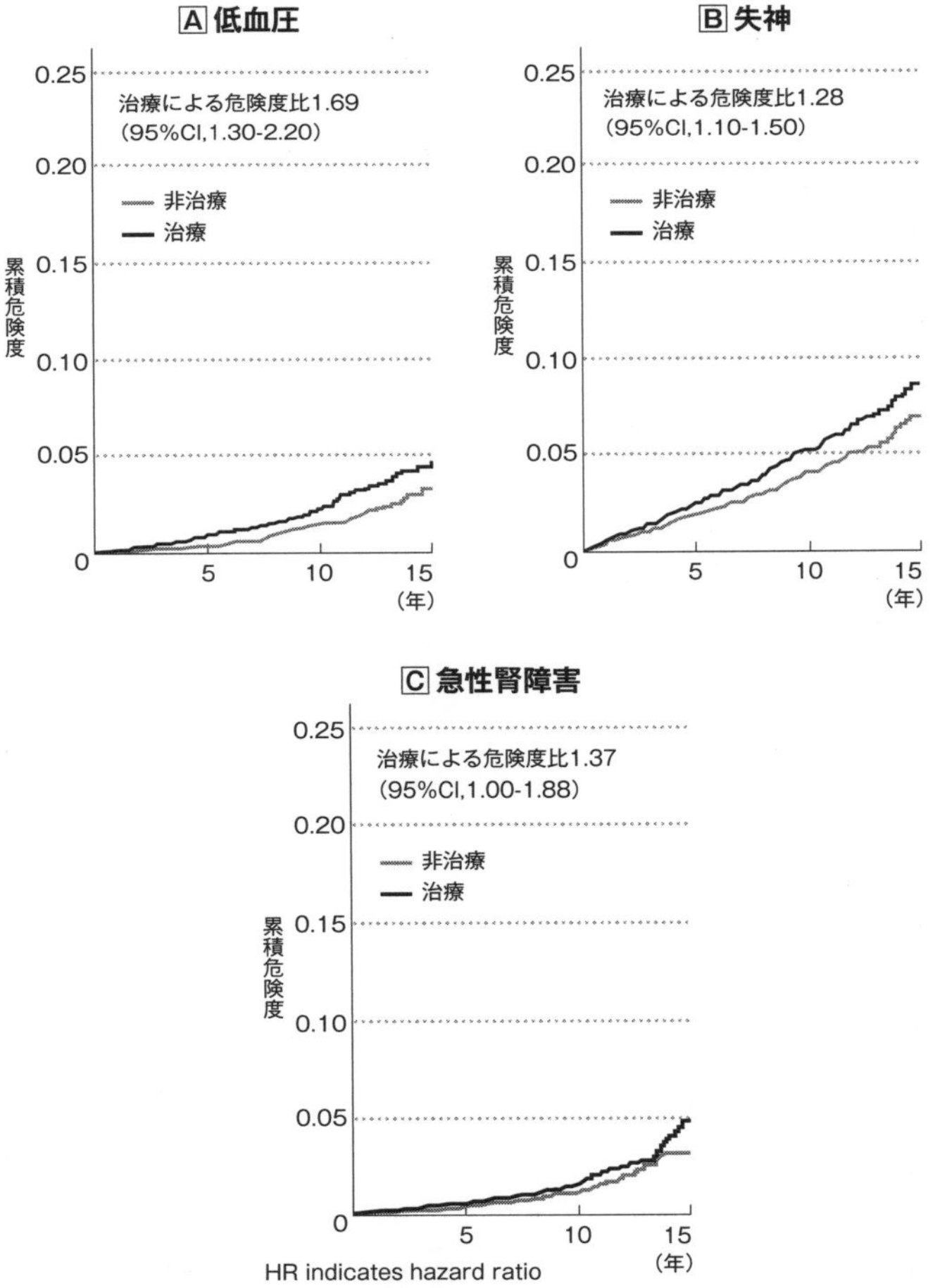

❺James P. Sheppard et al. Benefits and Harms of Antihypertensive Treatment in Low-Risk Patients With Mild Hypertension JAMA Intern Med. doi:10.1001/jamainternmed.2018.4684 より引用し、一部抜粋、改変

に何か病気をしたことや持病がありますか？ と聞くと「血圧の薬は飲んでいますが、持病はありません」という人がいます。これを「病識なし」といいます。自分が病気だと思っていないのです。自分が病気だと思い込むのも問題ですが、「正常ではない」という認識も大切です。不思議なことですが、高血圧の合併症を起こしやすい人ほど自覚していない率が多い印象を受けます。

ある研究で、この病識のあるなしと薬を飲む飲まないで、血圧に差が出るかを調べました❻。

病識があり薬を飲まない人は、薬を飲んでいる人より生活習慣の改善が行われ、血圧も下がりました。薬を飲んでいる人より血圧が下がったのです。反対に病識があり薬を飲んでいる人は生活習慣が悪化しています。病気なんだから薬を飲めばすべて解決ということでしょう。開き直りともいえますが、これでは何も解決しません（結果、病識のない人は病識のある人よりも血圧が高いという結果でした）。

これがどのような意味かわかるでしょうか？ **薬を飲んでも飲まなくても病気に**

なる確率は変わりません。しかし詳しくは後述しますが、生活習慣の改善で血圧が下がると、循環器疾患（心臓血管疾患や脳梗塞）の危険性は下がるということです。ですが、薬を飲んで生活習慣が変わらなければ、副作用の危険性だけ背負いこみ利点は何もないのです。そんなことに毎年10万円です。

血圧のコントロールも薬を飲んでいるほうが悪くなります。

もちろん、薬を飲みながら生活習慣の改善をして、血圧が下がって薬が必要なくなる人も多くいます。動脈硬化のリスクが高くなるほど悪化していると、一時的にでも薬で血圧を下げたほうがよい場合もあります。たとえば血圧が常時１６０／１００以上、糖尿病がある、タバコを吸っていたり、高度肥満、狭心症を起こしたことがある。そんな人は危険性が高いので、生活習慣の改善とともに一時的に薬を使って血圧を下げたほうが望ましいのです。

◉病人が減ると困る日本の医療体制

なぜ、効果のない薬を医者は勧めるのでしょうか？　その原因のひとつは、医療体制が病気によって維持されていることです。

日本の医療体制は病人がいなくなることを前提とした制度になっていません。慢性病の人が通院を続けることを前提とした制度設計、医療機関の経営計画になっているのです。

残念ながら多くの人は、仕組みができるとその仕組みの中で生きようと考えます。このような仕組みができたのは政府が悪いのか、医療の業界団体が悪いのか。これは鶏が先か卵が先かになるので、考えても意味がありません。

皆さんが自分の店や勤め先、お客さんがなくなっては困るのと同じように、医療関係者は慢性病の人が通院しなくなると路頭に迷う可能性があります。特にいまの医療は組織として肥大しています。組織や業界が肥大すればするほど、自己保身に走るのは多くの事件や不祥事が証明しているでしょう。

医者の多くは、意識しているかどうかは別として、病気を治したくないのです。しかし症状は取りたい。病気が治らない、症状が変わらないでは、患者さんが通院する意味はないですよね。それに医者は、慢性病は治らないと思い込んでいます。遺伝で仕方がないから薬を飲み続けるしかないと。

近年、さまざまな病気に遺伝子の異常が見つかっています。しかし重要なのは遺伝子異常があることと病気になることは同義ではないということです。たとえば近年、高血圧は減っている病気ですが、糖尿病は増えています。糖尿病になりやすい遺伝子が見つかっています。しかしこんにち10人に1人が糖尿病疑いといわれますが、70年前までは1000人に1人の病気でした。遺伝子が同じでも、生活環境の違いでこんなに差が出ます。詳しいデータは後ほど紹介しますが、遺伝の影響はいわれているよりはるかに小さいことが多いのです。

「お医者様がそんなことをするはずがない」という人もいると思います。では聞いてみてください。薬を飲んで慢性病が治りますか？　と。多くは治りはしないけど症状を抑えることができるとか、合併症になりにくくなるとか、進行が遅くなるとかいわれるでしょう。

本態性高血圧もそうです。原因がわからないから治す方法もない。だから起きている事象に対処する。前述したように、血圧の薬に動脈硬化を防ぐ効果はありません。血圧を下げるだけなので、**左の絵にあるように、蛇口から水が出ているのにシンクから漏れた水だけ見ている。これがいまの医学の主流です。**

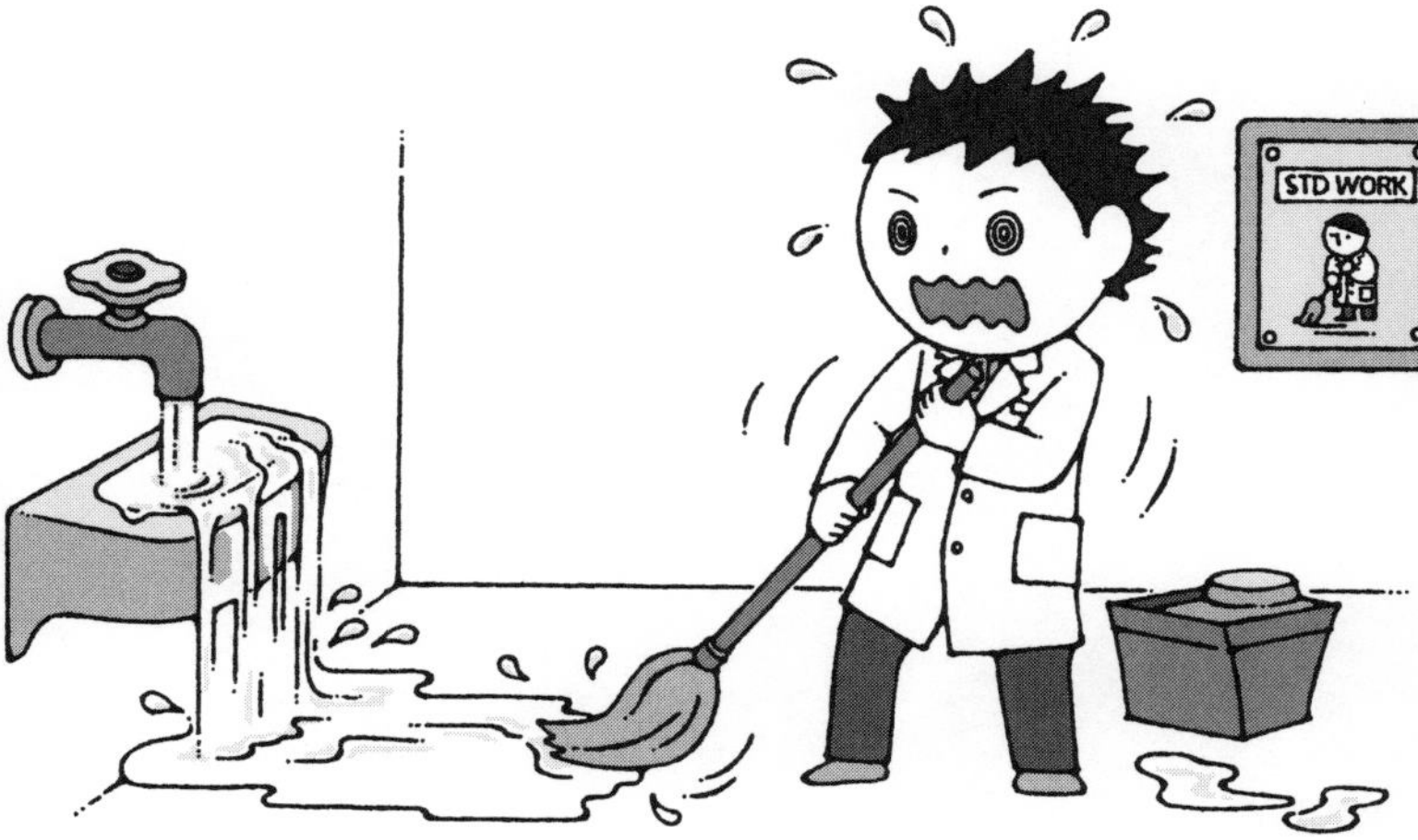
STD WORK

第2章

高血圧の本当の原因

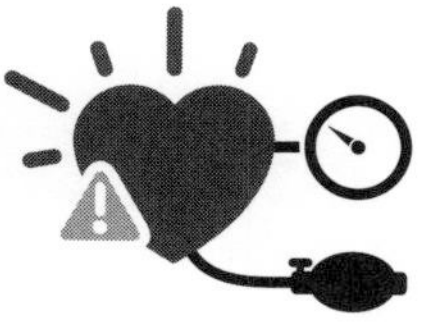

◉本当は低い高血圧のリスク

高血圧は怖いとよくいわれますが、肥満や一般的な健診の数値などと比べてどれくらい怖いのでしょうか？

日本で行われた興味深い研究があります。健診結果をもとに11年間経過を追い続けたデータです❼。健診結果でよくいわれるのは「血圧が高い」と「コレステロールが高い」で、あまり肥満や肝臓の数値が高いから定期的に通院して改善を、とはいわれません。

さらに血圧やコレステロールが高いと動脈硬化を起こして脳梗塞や心筋梗塞になると脅されます。

データを見てみましょう。たしかに循環器疾患に関しては血圧が高いと血圧が正常の人と比較して危険性が1・97倍になります。しかし総コレステロールは160mg／dL以下の人と比べると240mg／dL以上だと1・01倍、中性脂肪は100mg／dLと比べて300mg／dL以上だと1・17倍でこちらは有意

❼健診結果と死亡リスクの関連:
大崎国保コホート研究11年間の追跡結果

		性・年齢調整ハザード比(95%信頼区間)		
		総死亡	循環器疾患	がん
血圧レベル	至適血圧	1	1	1
	正常血圧	0.80(0.63-1.01)	0.86(0.50-1.49)	0.88(0.62-1.24)
	正常高値血圧	1.00(0.82-1.23)	1.27(0.80-2.02)	0.93(0.69-1.27)
	高血圧	1.18(0.98-1.41)	1.97(1.30-2.97)	0.96(0.72-1.26)
クレアチニン	<0.60mg/dL	1	1	1
	0.60-0.69mg/dL	0.93(0.77-1.12)	1.03(0.72-1.49)	0.74(0.55-1.00)
	0.70-0.99mg/dL	1.06(0.88-1.29)	1.52(1.06-2.19)	0.86(0.63-1.16)
	≥1mg/dL	1.36(1.03-1.79)	2.23(1.33-3.72)	0.68(0.42-1.11)
随時血糖	<110mg/dL	1	1	1
	110-139mg/dL	1.13(0.98-1.29)	1.13(0.87-1.47)	1.06(0.86-1.32)
	140-199mg/dL	1.25(1.02-1.53)	1.60(1.11-2.30)	1.06(0.75-1.48)
	≥200mg/dL	1.86(1.38-2.52)	2.50(1.47-4.23)	1.07(0.59-1.96)
総コレステロール	<160mg/dL	1	1	1
	160-199mg/dL	0.66(0.56-0.79)	0.89(0.61-1.30)	0.61(0.47-0.79)
	200-239mg/dL	0.67(0.56-0.80)	0.93(0.64-1.37)	0.59(0.45-0.78)
	≥240mg/dL	0.72(0.58-0.90)	1.01(0.64-1.58)	0.56(0.39-0.80)
中性脂肪	<100mg/dL	1	1	1
	100-149mg/dL	1.06(0.93-1.22)	0.97(0.74-1.27)	1.25(1.01-1.55)
	150-299mg/dL	0.93(0.80-1.08)	0.96(0.72-1.27)	1.02(0.81-1.29)
	≥300mg/dL	1.23(0.93-1.63)	1.17(0.66-2.07)	0.90(0.54-1.50)
GOT	<20 IU/L	1	1	1
	20-24 IU/L	0.85(0.72-1.00)	1.12(0.81-1.55)	0.77(0.58-1.01)
	25-49 IU/L	0.92(0.78-1.08)	1.03(0.75-1.42)	0.92(0.72-1.19)
	≥50 IU/L	2.61(2.04-3.33)	1.85(1.04-3.29)	2.86(1.98-4.13)
GPT	<20 IU/L	1	1	1
	20-24 IU/L	0.88(0.75-1.04)	1.01(0.75-1.36)	0.99(0.77-1.27)
	25-49 IU/L	1.14(0.98-1.33)	1.16(0.86-1.56)	1.16(0.91-1.47)
	≥50 IU/L	2.03(1.61-2.57)	1.21(0.67-2.18)	2.39(1.69-3.37)
γ-GTP	<20 IU/L	1	1	1
	20-24 IU/L	1.10(0.92-1.33)	1.22(0.86-1.74)	1.06(0.79-1.43)
	25-49 IU/L	1.14(0.98-1.33)	1.38(1.04-1.84)	1.10(0.87-1.40)
	≥50 IU/L	1.74(1.46-2.08)	1.88(1.31-2.68)	1.76(1.35-2.30)

高血圧:収縮期血圧140mmHg以上または拡張期血圧90mmHg以上または降圧薬内服
正常高値血圧:収縮期血圧130mmHg以上または拡張期血圧85mmHg以上
正常血圧:収縮期血圧120mmHg以上または拡張期血圧80mmHg以上それ未満を至適血圧
至適血圧:収縮期血圧120mmHg未満かつ拡張期血圧80mmHg未満

❼厚生労働科学研究費補助金(政策科学総合研究事業(政策科学推進研究事業))総合研究報告書 生活習慣・健診結果が生涯医療費に及ぼす影響に関する研究 研究代表者 辻一郎 東北大学大学院医学系研究科公衆衛生学分野・教授 より引用し、一部抜粋

差なし（誤差の範囲内）。

血圧やコレステロール以外のデータを見てみると、GOT（AST）、これは肝臓の数値ですが、20IU／L以下と比較して50IU／L以上だと1・85倍。γ－GTPはよくアルコールと関連があるといわれる数値ですが、こちらは20IU／L以下と比較して50IU／L以上だと1・88倍です。随時血糖が高いと140～199mg／dLで1・60倍、200mg／dL以上で2・50倍です。クレアチニン、これは腎機能の数字ですがクレアチニンが1mg／dL以上だと1mg／dL以下と比較して2・23倍です。

こう見ると、たしかに血圧が高いと循環器疾患の危険性は高くなりますが、コレステロールはあまり関係なさそうです。肝機能障害も同じくらい怖いですが、血圧ほど騒がれません。アルコールは肝臓の数値が上がるほど飲まないほうがよいということですね。肝臓と並んで肝腎要といわれる腎臓の数値が高いと、これもまたリスクが上がります。血糖に関しては、空腹時に200mb／dLを超えてしまうと血圧よりも怖いです。

循環器疾患のリスクだけでなく、総死亡のデータも見てみましょう。**総死亡で見ると高血圧では1・18倍です。至適血圧と有意差がありません。**誤差の範囲内ということです。**総コレステロールは0・72倍で有意差あり、これは高いほうが死亡する確率が減るということです。**肝臓のGOTは2・61倍、GPTは2・03倍、γ-GTPは1・74倍です。腎臓のクレアチニンは1・36倍、血糖が140～199では1・25倍、200mg／dL以上だと1・86倍です。

そろそろ自分の健診結果を引っ張り出してこようかと思いはじめたのではないでしょうか？

医者に血圧が高いとかコレステロールが高い、血糖が高いと脅されてきましたが、それらより怖いにもかかわらず、大して何もいわれない項目があります。肝臓と腎臓の数値です。これは肝臓の数字が少し高いからといって特に治療法もないですし、腎臓の数字が少し高くても治療薬がないためです。「お酒を控えてください」とか「塩分の摂りすぎに気を付けてください」で終わってしまうのですが、血圧やコレステロール、血糖が高いと、薬を出して継続的に外来に通ってもらえます。これが医者が口を酸っぱくしていう理由です。

先ほど血圧の薬を飲むと腎機能障害を起こすことがあるというデータがありましたが、もしそうなってしまうと高血圧よりも悪い結果をもたらすことになります。

最後に、がんを見てみましょう。

高血圧だと0・96倍で有意差なし、総コレステロールは0・56倍です。GOTは2・86倍、GPTは2・39倍、γ-GTPは1・76倍でこれらは有意差あり。クレアチニンは0・68倍ですが有意差なし。

こう見ると肝臓の数字が高いといかに危険かがわかると思います。これは肝機能障害があると動脈硬化を起こしたり、メタボリックシンドロームになりやすくなるためです。これらのベースにあるのは慢性炎症です。慢性炎症については後述しますが、それに比べれば高血圧など大したことではありません。血圧が高くて肝臓の数値も高いのに、血圧だけ下げようとするのは愚の骨頂です。

この研究から読み解けるのは血圧よりも気を付けるべき項目があることと、総コレストロールは多少高くとも問題ないということです。残念なことにこの研究ではは悪玉コレステロールと悪名をつけられたLDLリポタンパクが出てきません。LDL（悪玉コレステロール）は動脈硬化の原因といわれていますが、これも虚実入り混じった表現の仕方です。これについても後述します。

◉肥満のリスク

次に体重についての研究を見てみましょう。これはBMIという数字で見ます。体重のkgを身長のMの2乗で除したのがBMIです。22が理想といわれ、25以上が肥満、19以下が痩せといわれます。体重50kg、身長160cmの人は50÷（1.6×1.6）です。この場合BMI＝19・5で、痩せ気味と判断します。これが体重70kg、身長160cmだとBMI＝27・3で肥満です。

この研究では男女に分けてデータを出しています❽❾。

それを見ると男性ではBMI23～25を1として、心疾患では30以上で1・71倍、

19未満で1・45倍死亡率が上がります。脳血管疾患では30以上で1・64倍、19未満で1・53倍です。総死亡では30以上で1・36倍、19未満で1・78倍です。がんでは30以上が1・20倍で有意差なし、19未満で1・44倍です。

また、グラフを見ると男性ではBMI25―27がもっとも長命です。女性ではBMI21～27が長命です。

このデータからは、高血圧よりBMI30以上の肥満のほうが怖いことがわかります。肥満の人には高血圧の人も含まれますが、それよりもこのデータを見ると、痩せすぎもリスクになることがわかります。

これまでのデータから、高血圧は心血管疾患や脳血管疾患の危険性を上げますが、中等度なら薬を飲んでも統計学的有意にその危険性は下がらないことがわかりました。

高血圧は血管に負荷をかけて脳梗塞や脳出血、狭心症、心筋梗塞を発症する確率を上げます。これは動脈硬化が原因といわれています。しかし、**薬で血圧を下げて**

❽BMIと死亡危険度比

男性16万人（平均11年追跡）

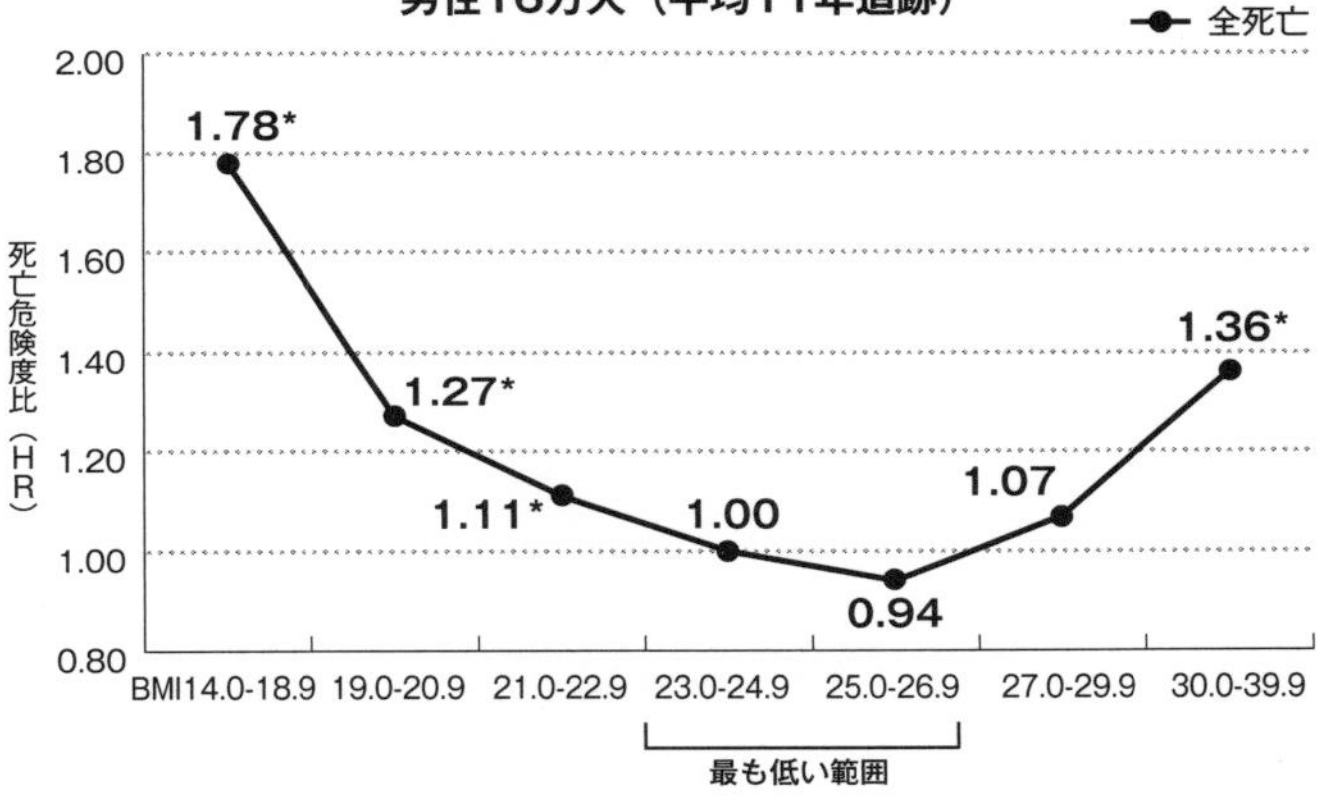

女性19万人（平成13年追跡）

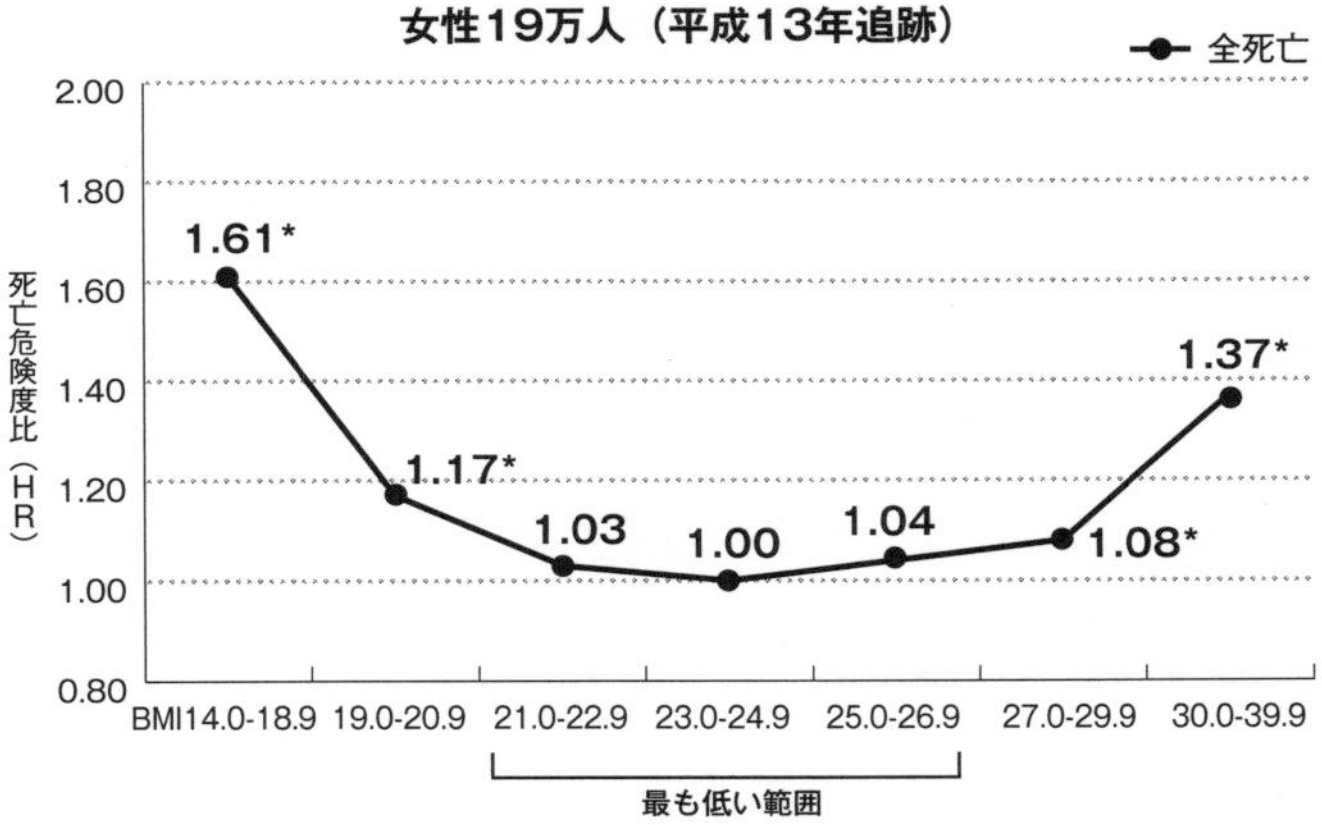

❽Shizuka Sasazuk　et al. Body Mass Index and Mortality From All Causes and Major Causes in Japanese: Results of a Pooled Analysis of 7 Large-Scale Cohort Studies J Epidemiol 2011;21(6):417-430

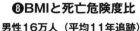

❾BMIと死亡危険度比
がん死亡、心疾患死亡、脳血管疾患死亡、その他

男性16万人（平均11年追跡）

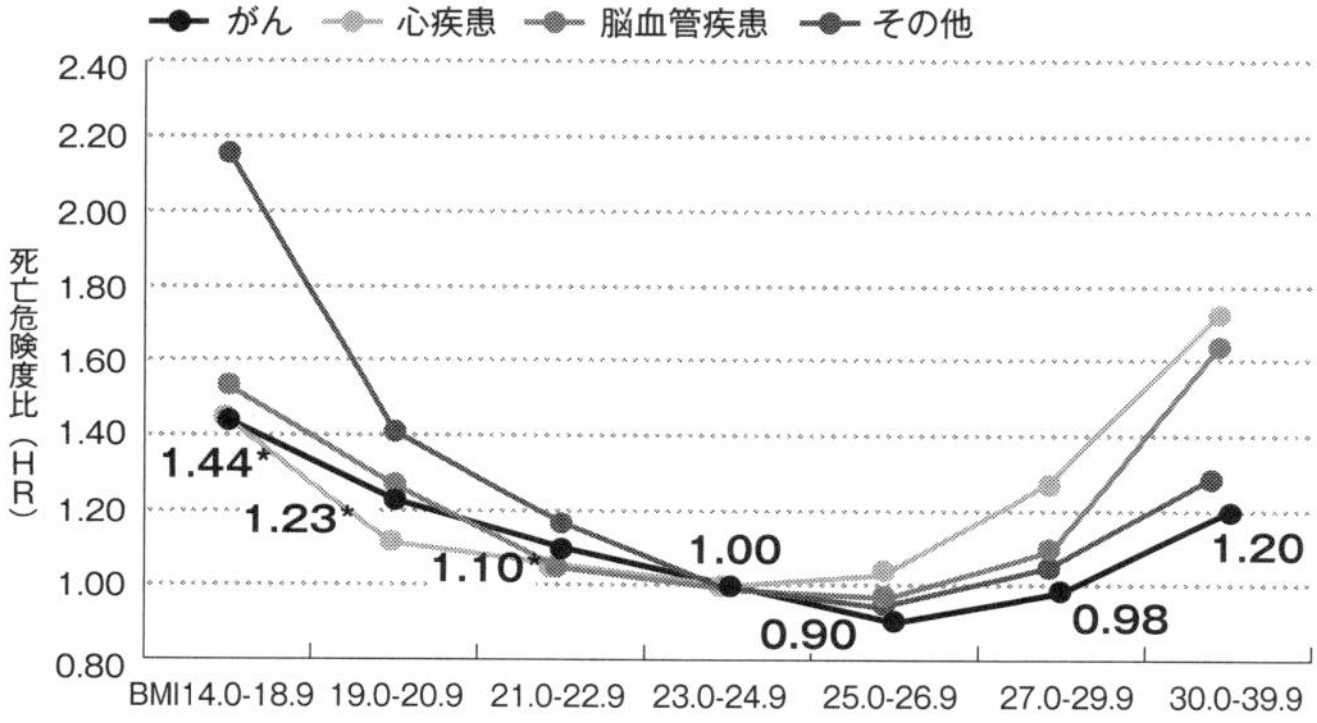

女性19万人（平成13年追跡）

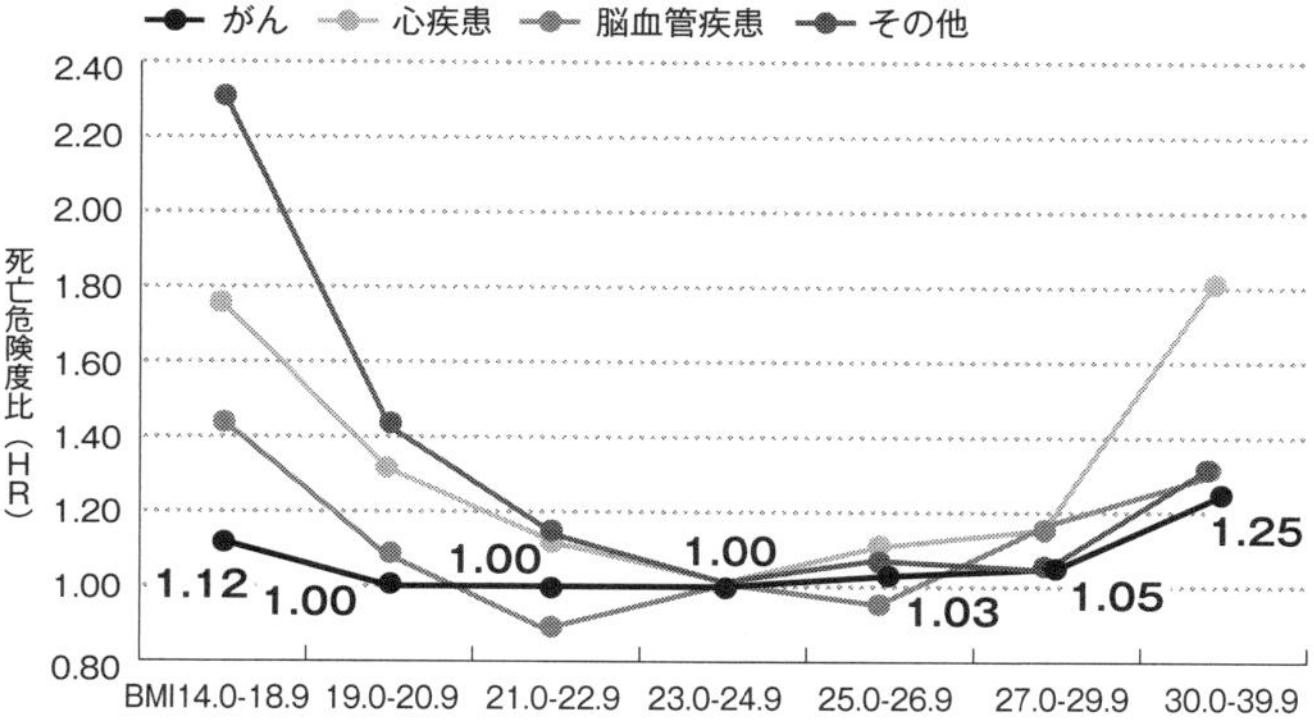

❾(https://epi.ncc.go.jp/can_prev/evaluation/2830.html)より引用し、一部改変

も動脈硬化は防げません。
動脈硬化や、血圧が上がるとされる要因を見ていきましょう。

◉動脈硬化や血圧が上がる要因

●タバコ

まずはタバコです。タバコを吸うと血圧が上がるといわれています。タバコの害は、肺だけではなく全身に回ります。海外のタバコのパッケージには肺気腫になり黒くなった写真や、心筋梗塞になり心臓が壊死した写真が載っています。しかし、中には「うちのじいさんはタバコを吸っていたけど長生きだった」という人もいるでしょう。タバコはそれほど悪くないのではと考えている人も意外と多いです。

では、タバコをどれくらい吸っていると悪いかのデータを2つ見てみましょう。最初に紹介するのは1950~60年代の研究です。この時代のデータでは、タバコの害はかなり低く出ています。

まず、最初に紹介する研究は1957年から1967年の米国、ヨーロッパ、日本のデータを集めたもので、1日何本吸ったかで分けられています。1万2763人の25年間の経過を見ています❿。

男性だけのデータですが、総死亡では10年以上禁煙歴があれば非喫煙者と差が出ていないとなっており、1日4本以下では非喫煙者と有意差なしとなっています。

心血管疾患では、止めれば1年以内でも非喫煙者と差がなく、1日9本以下でも非喫煙者と比べて有意な差がないとなっています。

肺がんは禁煙して1年以上経っていれば非喫煙者と差がなく、1日4本以下でも非喫煙者と差がないとなっています。

肺以外のがんは禁煙して1年以上で非喫煙者と差がなくなりますが、1本でも吸っていれば危険性が上がります。その中でも20本以上になると顕著になります。

慢性閉塞性肺疾患、これは肺気腫や慢性気管支炎が含まれる肺の病気です。喫煙や大気汚染が原因になる病気です。これは10年以上の禁煙歴がないと非喫煙者と同じになりません。1日4本以下なら非喫煙者と同等と出ています。

こう見てみると、たしかに肺がん以外は1日4本以下ならいいんじゃないかとなってしまいます。これが「タバコはそれほど悪くないのでは」という意見の根拠になっているのかもしれません。しかし、これは1990年代初頭までの話です。

次に2つ目の研究を紹介します（P61図参照）。1997年から2009年までの米国で32万9035人のデータを平均8.2年フォローアップしたデータです。こちらは男女ともに含まれています⓫。

このデータでは、禁煙した人でも脳血管疾患以外では病気の発症率が有意に高くなっています。1本でも吸っていれば、脳血管疾患も有意に高くなっています。もちろん、タバコをまったく吸わない人はタバコを吸っていた人より発症率は低いです。本数が増えれば増えるほど危険性は上がります。しかし、1本くらいなら大丈夫というのが、このデータではなくなっています。

この2つの論文の違いは何でしょうか？　もちろんデータ採取法の違いはありますが、ほかの要素は場所と時代です。1つ目のデータには米国に加えヨーロッパ、日本が含まれていますが2つ目のデータは米国のみです。地域によってタバコの品質が違った可能性と大気汚染も考えられるかもしれません。それに、少なくとも現代のタバコは60年代のタバコよりも添加物が多く含まれており、当時より害が強くなっていると感じます。また喫煙に関わらず健康状態がどうかということも考えなければいけません。１９５０年代や60年代と比べると２０００年代は生活習慣病の肥満や糖尿病が増えています。

この研究から、現代の環境ではタバコを1本でも吸っていればさまざまな病気のリスクが上がることがわかります。

タバコには血圧を上げる作用もあります。タバコを吸うと血管の収縮が起こり、短期的に血圧が上がります。同時に血管内皮障害も起こします。そうするとタバコを吸っていないときも血圧が高くなりやすくなります。血管内皮細胞を障害する物質は加熱式のタバコでも出るといわれています⓬。

数本でも吸っていれば高血圧とほぼ同等のリスクになり、禁煙は薬を飲むよりはるかにリスクを下げます。

それを考えれば、高血圧が怖くてタバコを吸うのはちょっとおかしな行動になり

⓫喫煙状況と死亡リスクの関連、非喫煙者を1として

			死亡危険度比(95%CIs) 1日あたりの本数					
	非喫煙者	以前喫煙者	1-2本	3-5本	6-10本	11-20本	21-30本	＞30本
全死亡	1	**1.36** (1.32-1.40)	**1.88** (1.68-2.10)	**1.96** (1.79-2.13)	**2.04** (1.91-2.16)	**2.25** (2.14-2.36)	**2.70** (2.48-2.94)	**3.49** (3.21-3.80)
がん	1	**1.73** (1.64-1.84)	**2.28** (1.82-2.84)	**2.75** (2.32-3.25)	**2.59** (2.31-2.91)	**3.50** (3.22-3.81)	**4.38** (3.79-5.05)	**5.68** (4.91-6.58)
心血管疾患	1	**1.23** (1.16-1.30)	**1.88** (1.53-2.30)	**1.93** (1.60-2.31)	**2.33** (2.02-2.68)	**2.39** (2.16-2.64)	**3.16** (2.65-3.75)	**3.59** (3.01-4.29)
心疾患	1	**1.29** (1.21-1.37)	**1.76** (1.38-2.24)	**1.86** (1.53-2.26)	**2.47** (2.10-2.91)	**2.53** (2.26-2.83)	**3.53** (2.91-4.27)	**3.94** (3.26-4.75)
脳血管疾患	1	**1.07** (0.95-1.20)	**2.43** (1.57-3.77)	**2.26** (1.51-3.39)	**2.02** (1.57-2.59)	**1.94** (1.56-2.42)	**1.92** (1.26-2.94)	**2.39** (1.48-3.88)
呼吸器疾患	1	**6.66** (5.66-7.84)	**9.91** (6.17-15.93)	**12.66** (9.56-16.77)	**15.32** (12.22-19.22)	**16.57** (13.53-20.29)	**21.10** (15.33-29.04)	**35.11** (26.10-47.23)

⓫Wen Qin et al. Light Cigarette Smoking Increases Risk of All-Cause and Cause-Specific Mortality: Findings from the NHIS Cohort Study Int. J. Environ. Res. Public Health 2020, 17, 5122 より引用し、一部抜粋、改変

ます。ゴキブリが怖いといっているのに家の中でサソリを放し飼いにしているようなものです。

私は、喫煙は個人の自由だと考えていますが、心筋梗塞や脳卒中、がんになりたくないのであれば禁煙を勧めています。


少し横道に逸れますが、タバコとのつながりで大気汚染と動脈硬化の関連を調べてみるとやはり出てきます。肺から吸い込んだものが脳に対する刺激と相まって血圧を上げ、血管で炎症を起こし、肺でも炎症を起こします。

WORLD HEART FEDERATION（世界心臓連盟）の試算では肺がんの29%、脳血管疾患の24%、心疾患の25%、呼吸器疾患の43%の死亡に大気汚染が関連しているとなっています⓭。

もちろん単一の影響ではありませんが、それだけ影響が出ている可能性があるのです。高血圧よりどうしようもない問題ではありますが、怖いですね。

WHOによると世界で毎年420万人が大気汚染で亡くなっています。残念なが

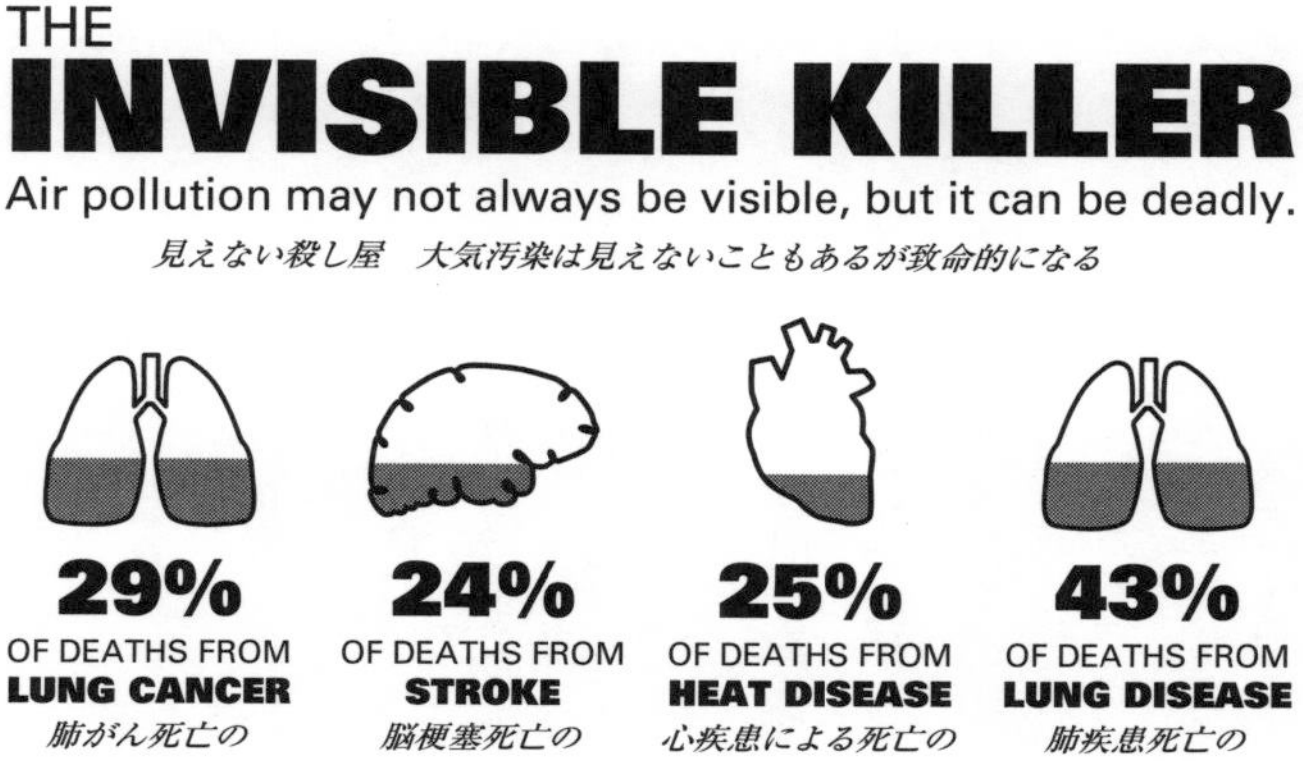
THE
INVISIBLE KILLER
Air pollution may not always be visible, but it can be deadly.
見えない殺し屋　大気汚染は見えないこともあるが致命的になる
29%
OF DEATHS FROM
LUNG CANCER
肺がん死亡の
24%
OF DEATHS FROM
STROKE
脳梗塞死亡の
25%
OF DEATHS FROM
HEAT DISEASE
心疾患による死亡の
43%
OF DEATHS FROM
LUNG DISEASE
肺疾患死亡の

⓭https://world-heart-federation.org/news/air-pollution-and-cardiovascular-disease-a-window-of-opportunity/ より引用し、一部改変

らＷＨＯは大きな産業に切り込むことはなく、かまどをガスにしろなどといっていますが、基本的に都市生活は血圧を上げます。

●騒音

騒音と血圧・心血管疾患にも関係があります⓮。

騒音というと工場の近くや工事現場、線路の近く、空港や基地の近くを思い浮かべると思います。しかし家の中にも騒音があります。テレビやラジオ、エアコンの音です。

また人工の音と自然の音では同じ大きさの音でも影響が異なります。木の葉の擦れる音や水の流れる音、鳥の囀《さえず》りは副交感神経を優位にします。また人工音の中では脳の働きも落ちるといわれています。これは騒音の中では十分な能力を発揮できないということです⓯。

副交感神経とは自律神経のひとつで、もうひとつは交感神経です。交感神経は緊張すると強くなり、副交感神経はリラックスしているときに強くなります。シー

⓮環境騒音の健康に対する影響

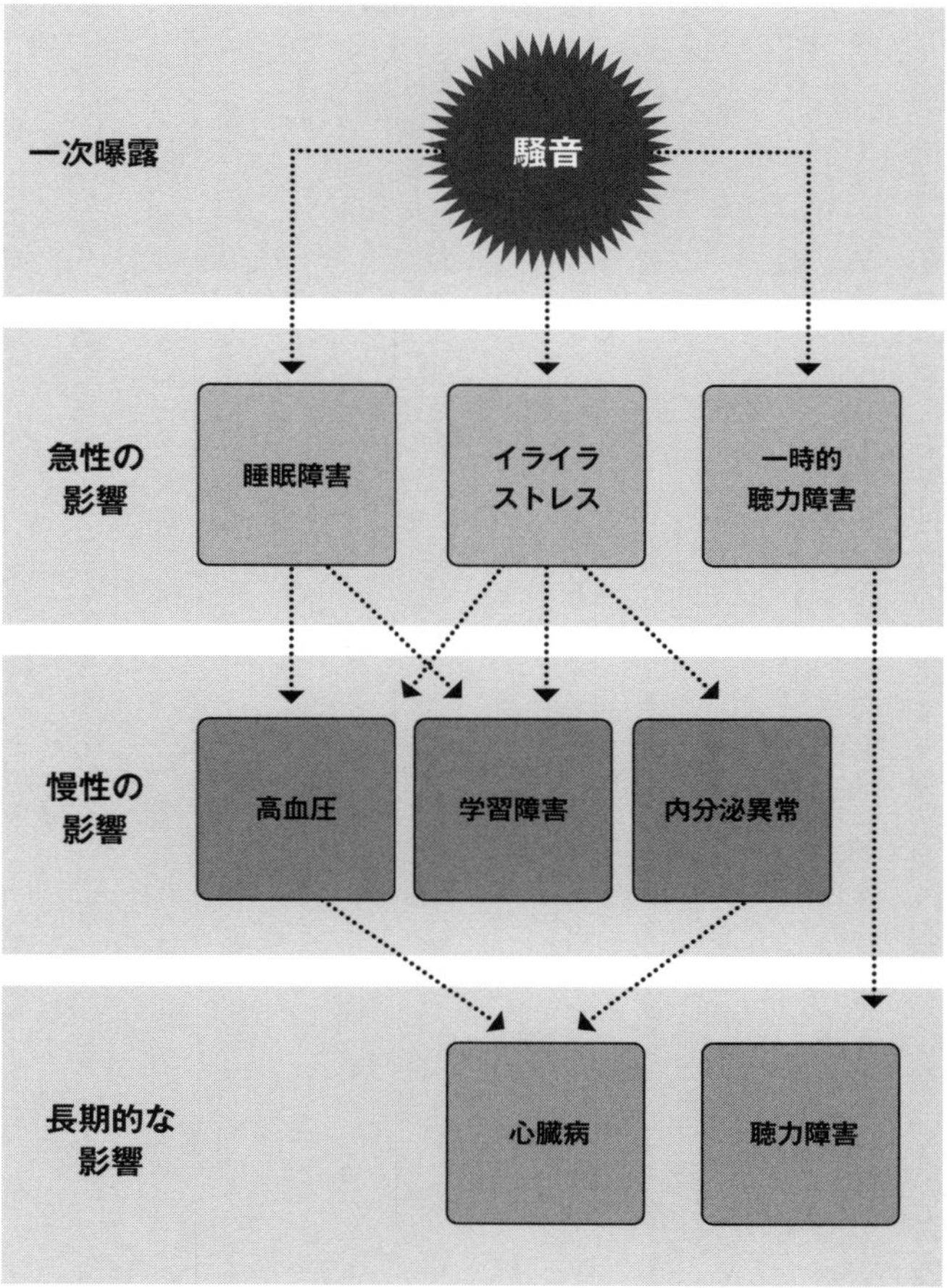

⓮Hammer MS, Swinburn TK, Neitzel RL. 2014. Environmental noise pollution in the United States: developing an effective public health response. Environ Health Perspect 122:115-119; より引用、一部改変

ソーのように交感神経が上がれば副交感神経が下がるといわれています。血圧に関して交感神経は高く、副交感神経は低くする作用があります。たとえば自然の音を聞いて副交感神経が強くなると血圧が下がります。都会の公園で騒音と自然音が両方聞こえても自然音の効果は現れるようです。ＣＤで自然音を聞いても下がるという研究もあるので、血圧の高い人は意識して自然の音に触れてみてはどうでしょうか⑯。

あともうひとつ騒音になるのは、移動中の音です。電車に乗っているとき、車に乗っているとき、飛行機に乗っているときの音も騒音です。移動時間の長い人はそれだけ騒音にさらされているということです。対処法としては、耳栓などを使って、聞こえる騒音だけでも遠ざける。それだけでも影響を減らすことができると思います。

イヤホンをして騒音を打ち消すことができますが、ノイズキャンセリングも音を使います。そうなると耳への負担が大きくなるので、私が気に入っている方法は耳栓をして骨伝導のイヤホンなどを使う方法です。骨伝導は周囲の音を聞きながらといいますが、思った以上に出力を大きくしないと声を聞き分けるまではいきません。耳栓を併用すると出力が小さくても十分聞き取ることができ、静かに過ごすことができます。自然音の入った音楽だとなおよいです。

●電磁波

電磁波にも血圧を上げる作用があるとされています。心筋梗塞や狭心症といった心血管疾患も増えるといわれているのです⑰。携帯電話が5Gに変わりつつあり、電磁波はますます人に悪影響を与えることが予想されます。Ｗｉｆｉの悪影響もあります⑱。気が付くといつの間にか有線が無線になってしまっています。パソコンやタブレット、スマートフォンでＷｉｆｉをつなごうとするといくつつなぐ先が出ているでしょうか？　Ｗｉｆｉのルーターは常に電波を送っていますし、受け取るほうも電波を常に送り続けています。多ければ多いほど問題です。

血圧への影響以外にも、強い電磁波環境下でストレスホルモンが多く出るという論文や⑲、電磁波で皮膚の問題が起きるという論文があります⑳。

電磁波は自律神経系やホルモン系に影響を与えるだけでなく、感情にも影響を与えます㉑。

電磁波の影響を受けやすい人と受けにくい人がいるとはいえ、知らなければ電磁波が感情に影響を与えるとは思わないでしょう。知らないうちに影響を受けている可能性があるのです。最近イライラするのは電磁波のせいかもしれません。

血圧からは話がそれますが、電波塔の周囲では倦怠感、頭痛、吐き気、食欲低下、抑うつといった症状が出ることがあります。

エレクトリカルスモッグ——現代ではさまざまな電波（ＴＶ、ラジオ、無線）だけでも十分に電磁波だらけだったのですが、そこに携帯やＷｉｆｉが重なり、大気汚染のスモッグのように電磁波のスモッグの中にいる状況です。

大気汚染や騒音、電磁波が少ない時代は同じようにタバコを吸っても身体に対する影響は違ったかもしれません。これらが先ほどのタバコに関する2つの論文の違いの要因になっていると考えられます。「うちのじいさんはタバコを吸っていても

**㉑携帯電話の電波基地局からの距離と
症状を認めた人の割合の表、
症状の頻度がしばしばと大変しばしばを加えたもの**

	10m以内	10～50m	50～100m	100～200m	200～300m	300m以上
倦怠感	74	52.9	58.6	43.4	45.7	29.2
イライラ	25.2	27.7	46.1	6.1	11	5.3
頭痛	49.8	28.1	38.7	33.2	2	3.8
吐き気	8.9	5	5.8	6.6	4.3	3.1
食欲低下	10.3	7.5	7	2	2	5.3
睡眠障害	59.1	59.5	60.5	52	37.5	23.1
うつ	28.8	21.7	26	5.1	4.5	5.7
違和感	47.4	20.9	14.8	2	7.1	10.1
集中困難	30.8	18.6	28.4	14.5	7.5	9.1
記憶障害	27.4	28.6	31	17.6	13.1	7.8
皮膚トラブル	19.1	12.8	13.1	9.5	2	6.6
視力低下	26.3	15.5	9.1	6.9	4.8	6.1
聴力低下	19.4	14	17.5	9.7	11.5	10.7
めまい	14.5	9.5	11.6	4.7	7.2	2
動きづらさ	9.7	3.7	5	2	2	3
心血管疾患	15	11.6	9.4	2	8.5	5

㉑Santini R, et al. Enquête sur la santé de riverains de stations relais de téléphonie mobile: I/incidences de la distance et du sexe [Investigation on the health of people living near mobile telephone relay stations: I/Incidence according to distance and sex]. Pathol Biol (Paris). 2002 Jul;50(6):369-73. French. doi: 10.1016/s0369-8114(02)00311-5. Erratum in: Pathol Biol (Paris). 2002 Dec;50(10):621. PMID: 12168254.より引用し、一部改変

元気で長生きだった」は現代にはあてはまらない可能性が高いのです。

◉コレステロールと動脈硬化の関係

次に、コレステロールと動脈硬化の関係について説明します。血管内皮障害が起きて血圧が上がると、同時に血管内に脂質が溜まりやすくなります。よく「コレステロールが高いと動脈硬化が起きる」といわれますが、これは前述したアテローム硬化といわれるものです。しかし実際には高コレステロールから動脈硬化に至るまでには数ステップあります。コレステロールが高くても心血管疾患や脳梗塞にならない人もいることからも、イコールではないのがわかると思います。

コレステロールとはいったい何かを説明しましょう。

コレステロールの高いものを食べると、コレステロールが上がるとか反対にコレステロールが高いものを食べてもコレステロールは上がらないともいわれます。どちらが本当だと思いますか？

実は両方とも正しいのです。コレステロールというと最近は悪玉コレステロールといわれるＬＤＬを指すことが多いですが、総コレステロールもコレステロールといわれます。このどちらを指しているかで結果が変わってくるからです。

そもそもコレステロールとは脂質の一種で、動物や植物によってつくられます。ヒトの体内でもつくることができる物質です。コレステロールは細胞膜の材料になったり、ホルモンの材料になる、人体にとって必要なものです。男性ホルモンや女性ホルモン、副腎皮質ホルモンはコレステロールが原料です。総コレステロール値とは血液中のこの物質の量を指しています。

●悪玉コレステロールとは何か

では、ＬＤＬとは何でしょうか。ＬＤＬとはリポタンパクといわれるタンパク質の一種です。リポタンパクには種類があり、カイロミクロン、ＶＬＤＬ、ＬＤＬ、ＨＤＬ、これらが変化したレムナントといわれる状態があります。

少しややこしいですが、説明をすると、

カイロミクロンは腸から吸収した脂質（コレステロールや中性脂肪）を運ぶタンパク質で、中性脂肪を一番多く運ぶことができます。

ＶＬＤＬは肝臓から脂質（コレステロールや中性脂肪）を運ぶタンパク質で、カイロミクロンよりは中性脂肪を運ぶ能力が低いものです。

ＬＤＬはＶＬＤＬと同じような働きをしますが、ＶＬＤＬより中性脂肪を運ぶ能力が低いものです。

これらは腸や肝臓から個々の細胞に脂質を届けます。

ＨＤＬはこれまでと反対に細胞から肝臓に脂質を回収する働きがあります。

ＨＤＬが善玉といわれる理由はこのためです。

ＬＤＬはもっとも有名になってしまったリポタンパクです。これはコレステロールそのものではなく、コレステロールや中性脂肪を全身に運ぶ容器なのです。

なぜ容器が必要なのでしょうか？　水と油は混じりません。ドレッシングの瓶のように血管の中で水と脂質が分離してしまったら困ります。そうならないように、脂質を水に溶けるタンパクやリン脂質の中に入れ込んで水に溶ける形にしているのです。乱暴ないい方ですが、リポタンパクとはトラックです。そして、トラックにもそれぞれ大きさや機能があったりするように、体内で脂質を運ぶリポタンパクにも種類があります。そのひとつがＬＤＬです。**つまりＬＤＬとはコレステロールではなく運び屋タンパクの一種なのです。**

◉本当は悪くない悪玉コレステロール

さてはじめの質問に戻りますが、「コレステロールはコレステロールの多いものを食べても上がらない」、なぜならコレステロールは体内でもつくられるので、摂取する量が増えると体内でつくる量が減ります。身体が自動的に調整してくれるのです。ですから少し食べすぎたくらいでは上がりません。

「コレステロールはコレステロールの多いものを食べると上がる」、この場合コレステロールを一般的にいわれる悪玉コレステロール（ＬＤＬ）だと考えると、コレステロールの多い食品を食べる量が増えるとＬＤＬは上がります。コレステロールの多い食べものの多くは中性脂肪も多くなります。そうすると中性脂肪を運ぶＬＤＬも多くなってしまうのです。

つまりコレステロールといったときにその人が総コレステロールのことをいっているのか、ＬＤＬのことをいっているのかによって、上がるか上がらないかが変わってしまうのです。このことに気が付かない限り議論は平行線です。このようなことは身近にもあると思います。

先のデータで総コレステロールは循環器疾患のリスクを上げないということがわかりました（実際には２８０ｍｇ／ｄＬ以上だと上がります）。すると、ＬＤＬが高いと循環器疾患のリスクが上がるといわれるようになり、ＬＤＬに悪玉という名前が付いてしまいました。

では、本当にＬＤＬが悪玉かというと悪玉ではありません。なぜなのかを説明しましょう。

前述したように、粥状硬化やアテロール硬化といわれるタイプの動脈硬化がいま増えているのですが、このタイプは太い動脈の壁の中に脂質が溜まることで起こります。プラークといわれるものです。

プラークの中に溜まるのは酸化ＬＤＬやレムナントといわれるタイプの脂質です。これらは体内に活性酸素が多くつくられることで起きる、脂質の酸化によりできます㉒㉓。カイロミクロンやＶＬＤＬは中性脂肪を多く運びます。油は酸化しますが、血管の中でも酸化を起こします。リポタンパクの中の脂質も酸化してしまいます。**脂肪酸が酸化をすると周りの脂肪酸をドミノのように酸化させます。**

それが血管壁の中で起きると、マクロファージ（大食細胞）という免疫細胞の一種が異常な物質だと認識して食べるのです。食生活などに問題があり、あまりに酸化ＬＤＬがたくさんあると、食べすぎでマクロファージが死にます。そうすると周りに食べた油を撒き散らして沈着してしまう。これがアテローム硬化の中身です。つまり多量の酸化した脂質がアテローム硬化の原因であり、問題は酸化しやすくなっている体質で、入れものであるＬＤＬの量は関係ないのです㉔。野菜や果物には抗酸化物質が含まれており、これらには体内で起きる酸化を減らす効果がありま す。野菜や果物を食べるとよいといわれる理由のひとつです。

◉コレステロールは身体に必要な物質

コレステロール自体は身体に必要な物質です。細胞膜の材料にもなりますし、ホルモンの材料にもなります。コレステロールを合成するのと同じ経路でコエンザイムQ10がつくられます。コエンザイムQ10という物質はサプリメントとしても売られていますが、抗酸化物質としての働きやミトコンドリアを活性化させる働きがあり、摂取するとアンチエイジングになるといわれています。コエンザイムQ10は加齢とともに体内でつくられる量が減るので、つくるのを邪魔してはいけない物質です。コレステロールの薬の一種でよく使われるスタチン系は肝臓でコレステロールをつくるのを阻害すると同時にコエンザイムQ10の合成も邪魔してしまいます㉕。スタチンは肝機能障害を起こしたり、横紋筋融解といった副作用に注意が向けられますが、このようなリスクもあるのです。

コレステロールを薬で下げても意味はなく、油や糖質の過剰摂取を止めることと酸化を防ぐことがアテローム硬化の予防につながります㉖。

㉔血中酸化LDL：
動脈硬化発症・進展因子の機能を基盤とした
バイオマーカーとしての有用性

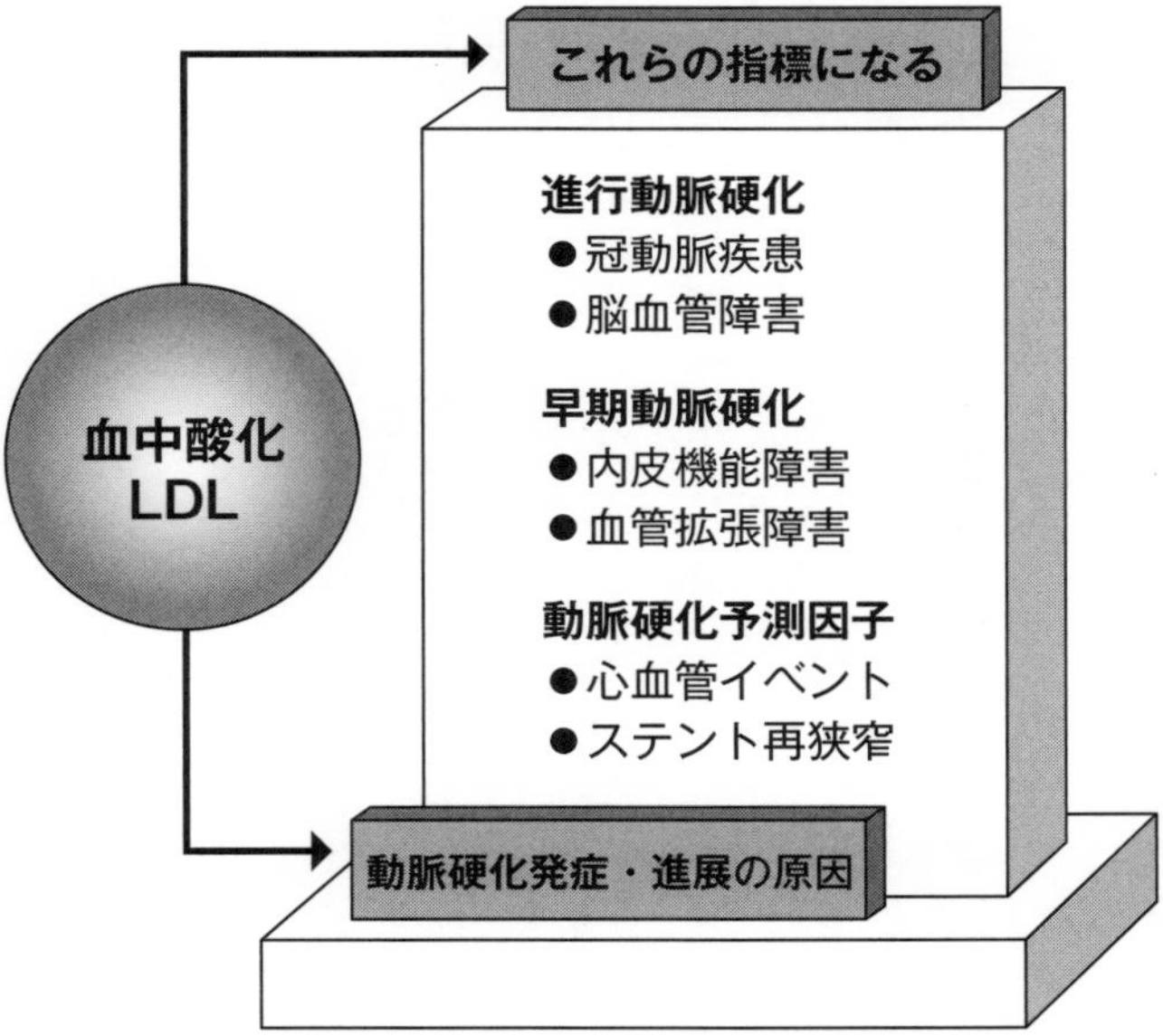

㉔石垣 泰　動脈硬化発症・進展における血中酸化LDLの重要性　糖尿病 53(4):231~233, 2010 より引用、一部改変

ＬＤＬは細胞が必要な物質を運ぶトラックだと考えると、そのトラックの荷物を減らすこと（食生活）とトラックが事故を起こさないようにすること（酸化予防）が必要です。肝臓で脂質の合成を阻害する薬の作用は姑息的な方法でしかありません。

◉効果的な酸化予防の方法

酸化とは電子を奪われたり酸素がくっつくこと、また水素を失うことです。鉄が錆びるのも酸化、切ったリンゴが変色する、揚げもので油の匂いが悪くなるのも酸化です。還元とは電子が与えられること、酸素を失うこと、水素を得ることです。つまり酸化と還元は反対です。人は酸素を使って生きているので酸化する運命にあります。その量が問題なのですが、**酸化を防ぐために体内でつくられる抗酸化酵素は加齢とともに減っていきます。**

そのため、酸化予防には、抗酸化物質の多い野菜や果物を食べると効果的です。

その仕組みを簡単に説明すると、植物は太陽光にあたり光合成をします。太陽光には紫外線が含まれ、紫外線はあたった細胞で活性酸素をつくります。これが酸化を引き起こすのですが、植物は移動して太陽光から逃げることができないので抗酸化物質をつくります。つまり、酸化を防ぐ物質です。この物質は摂取した動物の体内でも効果をもたらし、これを摂ることによって酸化を防ぐことができるというわけです。

獣肉にはこの効果がありません。過剰な脂質の摂取を減らすには獣肉を減らす、揚げものなどを減らすといった必要があります。

そのほか獣肉（のタンパク質）は腸内細菌に代謝され、ＴＭＡＯという物質に変えられます。これがマクロファージ（免疫細胞の一種）の動きを変えて、前述したように血管内で酸化ＬＤＬやカイロミクロンを細胞内に取り込ませ動脈硬化を促進します㉗。

よく獣肉は油が多いからよくないといわれますが、油の量だけではなくこのＴＭＡＯの影響もあり、多く摂らないほうが賢明です。

くり返しますが、コレステロールは悪いものではなく身体に必要なもの、ＬＤＬは悪玉ではなくこれも体を維持するのに必要な物質です。もし動脈硬化にとって何が悪玉かといえば、酸化したＬＤＬや酸化したレムナントといわれるカイロミクロンやＶＬＤＬが中性脂肪を細胞に下ろしたもの。これらも酸化しなければ問題ありません。**つまり体内が酸化しやすいのかどうかが問題なのです。**

抗酸化物質の不足やビタミン・ミネラルの不足、獣肉の過食、砂糖の摂取、炭水化物の過剰摂取、運動不足が動脈硬化の原因です。いまの現代人の多くは酸化しているのです。

私のクリニックでは狭くなり気味だった冠動脈が、ファスティングと食事療法だけで改善した例もあります。これが根本的な治療だと考えています。

◉高血圧と関係の深い糖尿病の仕組み

次は糖尿病について少し触れてみましょう。糖尿病とは膵臓がつくるインスリンの量が減ったり働きが弱まったりして、血糖値（血液中に含まれるブドウ糖）が慢性的に高くなる病気です。

高血圧の人が糖尿病になると動脈硬化のリスクが上がります。糖尿病では、高血糖のため血管内皮細胞で活性酸素がつくられたり、血液が濃縮されて、前述した血管内皮障害が起こりやすくなります。

糖尿病には1型と2型があります。1型は自己免疫（性）疾患でインスリンが必要になるタイプ。2型は生活習慣病と遺伝的要因が関連するタイプの糖尿病です。2型の糖尿病は生活習慣病のひとつで、予備軍を含めると人口の10％、実際に診断されている人は300万人強、人口の3％弱といわれます。戦前の日本では人口あたりの糖尿病患者数は0.1％でした。**糖尿病は遺伝だといわれますが、日本の糖尿病患者がわずか数十年で30倍になっているのを遺伝だけでどう説明をつけるのでしょうか？**

日本人はインスリンをつくる能力が西欧人と比べると低いです。ですから同じ負荷をかける、つまり同じような洋食中心の食生活を送ると糖尿病になりやすいので

す。明治時代から脱亜入欧といってきた日本人ですが、どう転んでも黄色人種の日本人です。西欧人とは環境も食べてきたものも違い、それがいまの日本人を型つくっています。つまるところ、自分たちの先祖が生きてきた環境を無視するとなりやすい生活習慣病があるのです。

血糖は細胞のエネルギー源で人間には必要なものです。血糖とは血液中のブドウ糖です。大まかにいうと、ブドウ糖を分解していくことでＡＴＰというエネルギーの通貨といわれる物質をつくります。ＡＴＰは細胞内でしか使えない通貨です。これを使って細胞はさまざまな物質をつくったり、活動をしています。細胞内でしか使えないことから、使う細胞でつくられています。

低血糖で倒れるという話を聞いたことがあるでしょうか？　血糖が極端に低くなると、意識がなくなったり、死んでしまうことがあります。そのくらい人にとって不可欠なもので、食べられない、食べないときも血糖が下がらないように、体内にはアミノ酸からブドウ糖をつくり出す仕組みがあります。つまり血糖を上げる仕組みは、「食べて上げる」「体内でタンパク質を分解して糖に変える」という機構の二本立てになっているのです。これらには数種類のホルモンや臓器が関わっており、食べないと血糖が（大きく）下がるというのは正常では起こりません。

反対に血糖を直接下げるホルモンはインスリンしかありません。インスリンが何をするかというと細胞の中にブドウ糖を入れ込みます。インスリンが血糖を下げるというとあたかも霧散霧消させるようなイメージですが、消すわけではなく、血管から細胞の中に移動をさせるということです。細胞内に入ったブドウ糖はどうなるのでしょうか？　エネルギーとして使われればＡＴＰになりますが、エネルギーは必要な分しかつくられません。余ったブドウ糖はだぶついてしまうので脂に変わります。運動不足などでブドウ糖が余ると細胞に脂が蓄積し、インスリンが効かなくなります。あたり前ですよね。車のエンジンがアイドリングしているときにどんどん燃料を入れたら不完全燃焼してエンジンが止まってしまいます。**インスリン抵抗性とは、もう十分すぎるほどブドウ糖があるからもう要らないよという細胞からのサインです。その状態で外からインスリンを投入すると、さらに細胞内に脂が蓄積します。するとインスリンはますます効かなくなります。そしてインスリンの量が**

さらに多く必要になる悪循環が起きるのです。

この場合、必要なのはエネルギー供給を絞って、だぶついた細胞内の脂肪を使ってあげることです。インスリンを入れることではありません。

◉油やタンパク質の摂りすぎで血糖が上がる

糖尿病のほかのタイプに、糖新生という肝臓で糖をつくる働きが亢進するタイプもあります㉘。

糖新生とはアミノ酸を原料としてブドウ糖をつくることです。よくブドウ糖がないと脳が働かないといって砂糖入りの食べものを食べる人がいますが、食べなくてもブドウ糖は足りなくなると肝臓でつくられます。

糖新生が強いタイプは食事をしなくても血糖が高くなります。個人差があるのですが、交感神経の働きが強かったりストレスでなりやすく、この状態になりやすい体質の人もいます。

さらに油やタンパク質の摂取量が多いと糖新生が強くなります。糖新生が強くなるとインスリンの分泌量が増えます。ヨーロッパの寒い地域の人は冬の間バターやチーズ、ソーセージなどの動物性保存食を食べることが多く、油やタンパク質の摂取量が増えます。油の多い洋食はインスリンが多く必要なので、そのような食習慣の人たちは世代を重ねるとインスリンの分泌量が多くなっていきます。糖質制限をして、炭水化物を控えていても糖が高くなることがあるのです。

糖新生が強いタイプは、精製されていない炭水化物を適量摂ることと脂質やタンパク質の摂取量を減らす必要があります。

両方に共通することですが、インスリンを多量分泌すると膵臓のインスリンをつくる細胞は過負荷でアポトーシスを起こすとされています㉙。アポトーシスとは細胞自死です。インスリンをつくる細胞を働かせすぎると、その細胞が先の見えない労働に疲れ果て、世を儚んでインスリンもろとも心中をするのです。

そのため、糖尿病で使われるSU剤といったインスリンの分泌を促す種類の薬を使うと、膵臓のインスリンをつくる作用を疲弊させ、かえってインスリンをつくる力を弱めることになります。したがって、誤った生活習慣が原因で起きた糖尿病は、薬に頼るよりもその誤った生活習慣を見直すことが必要なのです。

また、体質や環境は人によって違うので、同じ食事療法がすべての人に同じように効くとは限りません。真反対と思われる食事法が双方効くことがあるのは、体質や環境が違うからです。どちらかが正しくてどちらかが間違いというわけではありません。糖質制限といわれる、ブドウ糖が上がるのを避けるために穀物を摂らないようにしようという方法があり、そうかと思えば玄米菜食や精製されていない植物メインの方法もあります。それぞれ効果があるという人がいますし、短期間なら双方効果が出ます。しかし、長期で見ると身体に合った方法を見つけてあげる必要があります。私は問診や負荷試験を行うことで体質を判断し食事指導をしています。

大まかに判断する方法に空腹時にコーヒーを飲むという方法があります。

コーヒーを飲んで調子がよくなる、もしくは何ともない何でもない人は、穀物や野菜の比率が多いと調子がよい人です。反対に油が多くなると調子が悪くなります。

コーヒーを飲むとだるさを感じたり、胃が痛くなるなど調子が悪くなる人は、動物性の食品が多いと調子がよくなる人です。

このほかに中間の人がいます。コーヒーを一杯までで何となくソワソワしたりするとされています。この人は中間の食事をするとよいといわれます。

稀にこれらのタイプが周期的に変わる人もいます。

◉高血糖が動脈硬化をつくる

先に紹介したデータのように、血糖が高い状態は循環器疾患になる可能性も総死亡率も、高血圧以上に上げます。ではなぜ血糖が高いといけないのでしょうか？

細胞のエネルギー源のブドウ糖やエネルギー貯蓄の脂肪が多いことの何が問題になるのでしょうか？

過剰な細胞内のブドウ糖は活性酸素や糖化の発生源になります。糖化とはブドウ糖とタンパク質がくっ付くことです。タンパク質が糖化するという意味ですが、これが起こるとタンパク質の働きが悪くなる、もしくは働かなくなります。この糖化が進んで、もとに戻らない物質のことをＡＧＥｓ（最終糖化産物）と呼びます。ＡＧＥｓは老化やさまざまな病気のもとになり、シミの原因にも糖尿病の合併症の原因にもなります。

これらが発生すると細胞の機能が落ち、場合によっては細胞が壊れてしまいます。また血液中のブドウ糖が高いと赤血球同士が連銭といわれるくっ付き合いをすることが多くなり、内皮細胞の細胞壁に引っ付きやすくなります。これが血管内皮細胞を傷つけます。その結果、動脈硬化が起こり、血圧が上がるのです。

糖尿病の３大合併症は糖尿病性腎症、糖尿病性網膜症、糖尿病性末梢神経障害。これらはすべて細い動脈の動脈硬化です。心筋梗塞や脳梗塞は中くらいの動脈の動脈硬化です。糖尿病の人は白内障やがんを発症（合併）しやすいですが、これらは活性酸素が原因と考えられています。

目によいといわれるルテインは活性酸素を除去する抗酸化物質のひとつです。ブルーベリーやマリーゴールドに多く含まれます。これはポリオール経路といわれる、糖尿病で問題になる代謝回路を抑える作用があり、動物実験では糖尿病の合併症によいというデータも出ています。ポリオール経路とはあまり聞いたことのない言葉ですが、細胞内で活性酸素をつくったり、糖化を起こさせる作用があり、微小血管障害に関与しているともいわれています[30]。

このような理由から、糖を控え、活性酸素を抑えるために抗酸化物質の多い野菜や果物を食べることは糖尿病によいといわれているのです。

◉血圧を定期的に測る必要はない

ここまで高血圧と高血圧に関わる因子、高血圧以外の動脈硬化に関わる生活習慣病に触れてきました。

ここで動脈硬化の予防についておもしろい論文を紹介しましょう。

動脈硬化のリスクが高い場合は血圧の薬を使うようにと書かれているのですが、このほかに血圧を測る意味はない、そして血圧を測る回数が少ないほど心血管疾患が減ると書かれています[31]。

生活習慣の改善が行われたら動脈硬化のリスクは下がります。血圧は下がり、最終的には血圧の薬を飲む必要もなくなります。

これと同じような論文が高脂血症でもあります。

◉降圧剤の副作用

前述したように、高血圧の薬にはさまざまな副作用があります。具体的にはどのような副作用があるのでしょうか？

薬全体に共通する副作用としてアレルギーや蕁麻疹、ふらつき、前述した腎機能障害、そのほかにも肝機能障害、貧血、血小板減少そのほか諸々が挙げられます。

高血圧の治療に使われるサイアザイド系利尿薬やカルシウム拮抗薬のなかには頻尿になる薬もあります。

高齢男性でトイレが近くなったと病院を受診すると、前立腺肥大だろうといわれることが多いのです。多くの高齢の男性は前立腺肥大です。しかし、それに加えて薬の影響があり、血圧の薬を止めたらトイレの回数が減った方もいました。

また高齢の女性が痛風になり、おかしいなと調べたら尿酸を高くするサイアザイド系利尿薬を飲んでいた例もあります。高齢の女性が痛風になることは珍しいのです。

このような症状に出る副作用のほかに、一見副作用だとわからないケースもあります。

糖尿病、がん、心血管疾患のリスクが上がる高血圧の薬があります[32]。

高血圧の薬を飲んで糖尿病やがんになるなど思いもしないでしょうが、実際にあるのです。糖尿病は程度によっては高血圧よりも心血管疾患のリスクを上げます。

β遮断薬とサイアザイド系の利尿薬がその薬です。何倍にも上げるわけではありませんが、7万5000人弱の人の16年間のデータを見たところ3589人の糖尿病患者が薬によって増えたと思われるということでした。割合としては高くはありませんが、約20人に1人です[33]。

次にカルシウム拮抗薬という種類の降圧剤です。血管を広げる作用があるので、

狭心症や心筋梗塞といった心血管疾患を罹患された人が飲むこともある薬ですが、高容量で飲むと心血管疾患を起こすというデータがあります[34]**。狭心症の治療のつもりが狭心症を引き起こす。もうコントです。**治療のつもりで症状を抑える薬を飲み、似た症状が起こるというのは珍しいことではありません。胃薬の副作用に胃痛とか消化不良、嘔気などあたり前です。

先ほどの論文にあったように血圧を頻繁に計り、高いところを見て下げようとして下がりすぎている例をよく見かけます。循環が悪いのに血管を広げて血圧を下げると血が流れなくなることは容易に想像できます。

降圧剤の副作用で、がんになるかもという論文もあります。日本人を対象とした研究で、降圧剤の長期投与でがんが増えるという論文です。ＡＣＥ阻害薬とＡＲＢの併用で増えるという論文もあります[35]。

これらはごく一般的に使われる血圧の薬です。

増える幅としては大きくありませんが、念のために薬を飲んでおきましょうといわれて、糖尿病やがんになってしまったら悔やんでも悔やみきれないのではないで

降圧剤種類

	作用	副作用	薬品名
利尿剤	腎臓でナトリウムの吸収を抑制する、血液の量を減らす	頻尿、電解質異常、尿酸を高くする、血糖を高くする	フルイトラン（トリクロルメチアジド）ラシックス（フロセミド）スピロノラクトン（アルダクトン）
カルシウム拮抗薬	血管の筋肉を弛緩させて血管を拡張する。心臓の収縮する力を落とす	動悸、頭痛、浮腫、頻尿、便秘、倦怠感、ほてり、狭心症、心不全	ノルバスク（アムロジピン）アダラート（ニフェジピン）ニバジール（ニルバジピン）
アンギオテンシン変換酵素阻害薬	血圧を上げるホルモンの働きを落とす	咳、めまい、ふらつき、電解質異常	レニベース（エナラプリル）タナトリル（イミダプリル）
アルドステロン受容体拮抗薬	血圧を上げるホルモンの働きを落とす	頭痛、めまい、電解質異常	ニューロタン（ロサルタンカリウム）ディオバン（バルサルタン）オルメテック（オルメサルタン）多くの薬の一般名にサルタンが付く
β遮断薬	心臓の収縮力、脈拍を落とす	心不全、徐脈、頭痛、めまい、血糖を高くする	テノーミン（アロテノロール）メインテート（ビソプロロール）インデラル（プロプラノロール）
α遮断薬	血管を収縮させる交感神経の働きを落とす	起立性低血圧、めまい、失神、動悸	カルデナリン（ドキサゾシン）ミニプレス（プラゾシン）

しょうか？

◉おかしい高血圧の基準

高齢の方とお話しをしていると時々いわれるのですが、**昔は年齢足す90が正常血圧の基準でした。**

いまの日本では一様に１４０／90とされています。先日お会いした患者さんは、医者に行くと追い込まれるようだといっていました。基準を少しでも上回ると薬を飲めだ、塩を摂るなだ、血圧をもっと測れだといわれると。先ほど血圧を測る回数が多いほど心血管疾患になる確率が上がるという論文を紹介しましたが、その患者さんが可哀想になります。

時々血圧が高いほうが元気だという人もいます。しかし、現行の高血圧の診断基準に元気かどうかは関わりがありません。私は元気ならそれでよいとも思うのですが。

高齢者の血圧別の死亡リスクを調べた論文があります[36]。

それによると75歳から84歳までは血圧が170以上にならなければ130－139と比べて、血圧の高いほうが死亡リスクは下がります。軽度の虚弱程度に足腰が弱っていると、180以上にならなければ同様に低くなります。反対に120－129になると死亡率が高くなり、120以下になるとさらに高くなります。いまの基準より高いほうが死亡率は低いのです。

85歳以上になると無条件で180以上でも130－139と比較して死亡率が下がります。同様に130－139以下になると血圧が下がれば下がるほど死亡率は上がるのです。

実は、昔いわれていた基準が高齢者になると正しくあてはまることがおわかりでしょうか。

もちろんすべてにあてはまるわけではなく、心不全があったり、狭心症や心筋梗塞をした後では下げたほうがよい場合もあります。

85歳以上の高齢者では血圧が下がると死亡率が上がるという報告もあります。血圧の高かった人が下がってきてよかったといってはいけないかもしれません。私の臨床経験では血圧が高かった高齢者の血圧が下がると元気がなくなることが多いです。

認知症に関しても高齢者以外では血圧が高いとリスクが上がるといわれますが、高齢者では血圧を下げるとかえって認知機能が下がります[37]。

高齢者では認知症も心血管疾患と同じく高血圧はよくないが、薬を飲んでもリスクは下がらないのではないかと考えられます。

これまで説明したように、高血圧には背景に色々な要因があります。

血圧が高いという背景に血圧が上がるさまざまな原因があり、その表れのひとつが高血圧です。**血圧の数値にだけ注目して下げても原因がなくなるわけではありません。血圧が高くなる原因を無視して、薬で血圧を下げても副作用が出る可能性は変わらないにもかかわらず、病気を予防する効果は出にくいのです。**

高齢者の高脂血症についても、血圧同様に低くしないほうがよいというデータが

㊱軽度虚弱高齢者の血圧別の死亡危険度を収縮期血圧別に比較

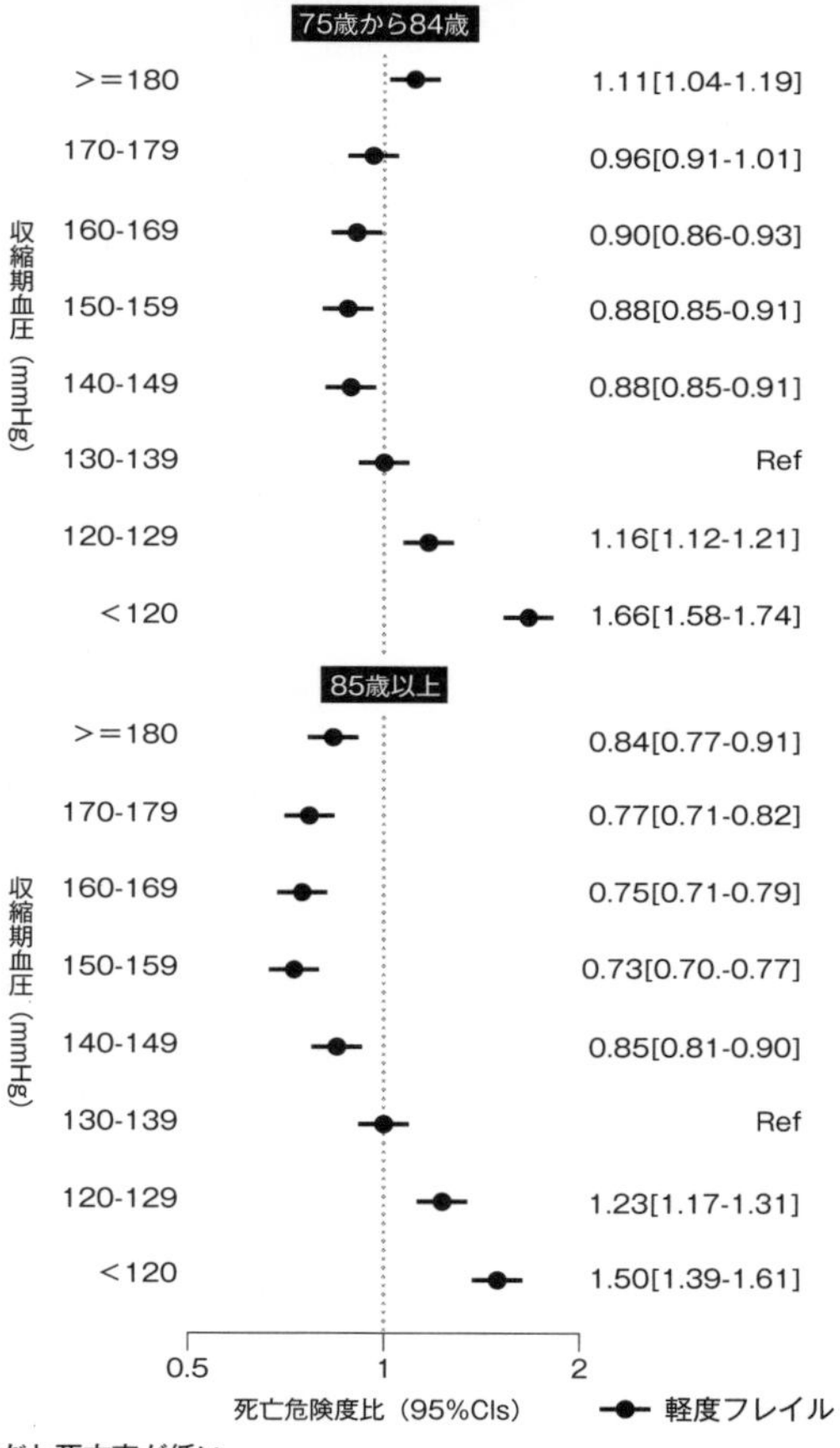

※1より左側だと死亡率が低い

㊱J.A.H. Masoli et al. Blood pressure in frail older adults Age and Ageing 2020; 49: 807–813 より引用し、一部抜粋、改変

出ています。総死亡率も心血管疾患による死亡率も低いほど高くなります。特に女性の方に影響が出やすいです。

そうすると、高齢者だと**血圧が高いことは悪いことではない、心血管疾患のリスクは薬を飲んでも飲まなくてもあまり変わりはなく㊳、飲んで血圧を下げてしまうと死亡リスクが上がるということです。**

心血管疾患のリスクが高い場合は血圧の薬を飲むとリスクは多少下がりますが、生活習慣などほかのリスク要因を解決したほうが予防効果は高いのです。

第3章

脳・心血管疾患を予防する食と生活習慣

◉もっとも重要な減量と食事改善

高血圧で生活習慣の改善といわれると何を思い浮かべるでしょうか？　減塩とか体重を落とせとか運動しろ、タバコを吸うなとか酒を飲むなとか。そんなところでしょう。

ここからは色々なデータを見ながら、どのような生活習慣がリスクを下げるのかを見ていこうと思います。

血圧を下げるためのさまざまな生活習慣を比べた表を見ると減量が一番効果あります㊴。

血圧が高いとよく痩せろといわれます。たしかに体重が増えても心臓が大きくなるわけではありませんから、肥満だと高血圧になりやすくなります。場合によっては動脈硬化で心臓の働きが悪くなります。それなのに体重が増えた分循環させる血液量は増えます。心臓だけが血液を循環させる仕組みではありませんが、循環させ

㊴生活習慣の修正による血圧の変化

介入	収縮期血圧の低下
減量	5-20mmHg/減量10kgあたり
DASH食	8-14mmHg
減塩	2-8mmHg
運動を増やす	4-9mmHg
適度な飲酒	2-4mmHg
カリウムの摂取を増やす	不定

㊴SS Hedayati et al.: Non-pharmacological aspects of blood pressure control Kidney International (2011) 79, 1061-1070 より引用し、一部抜粋、改変

㊵スポーツ関連突然死数　820人中割合

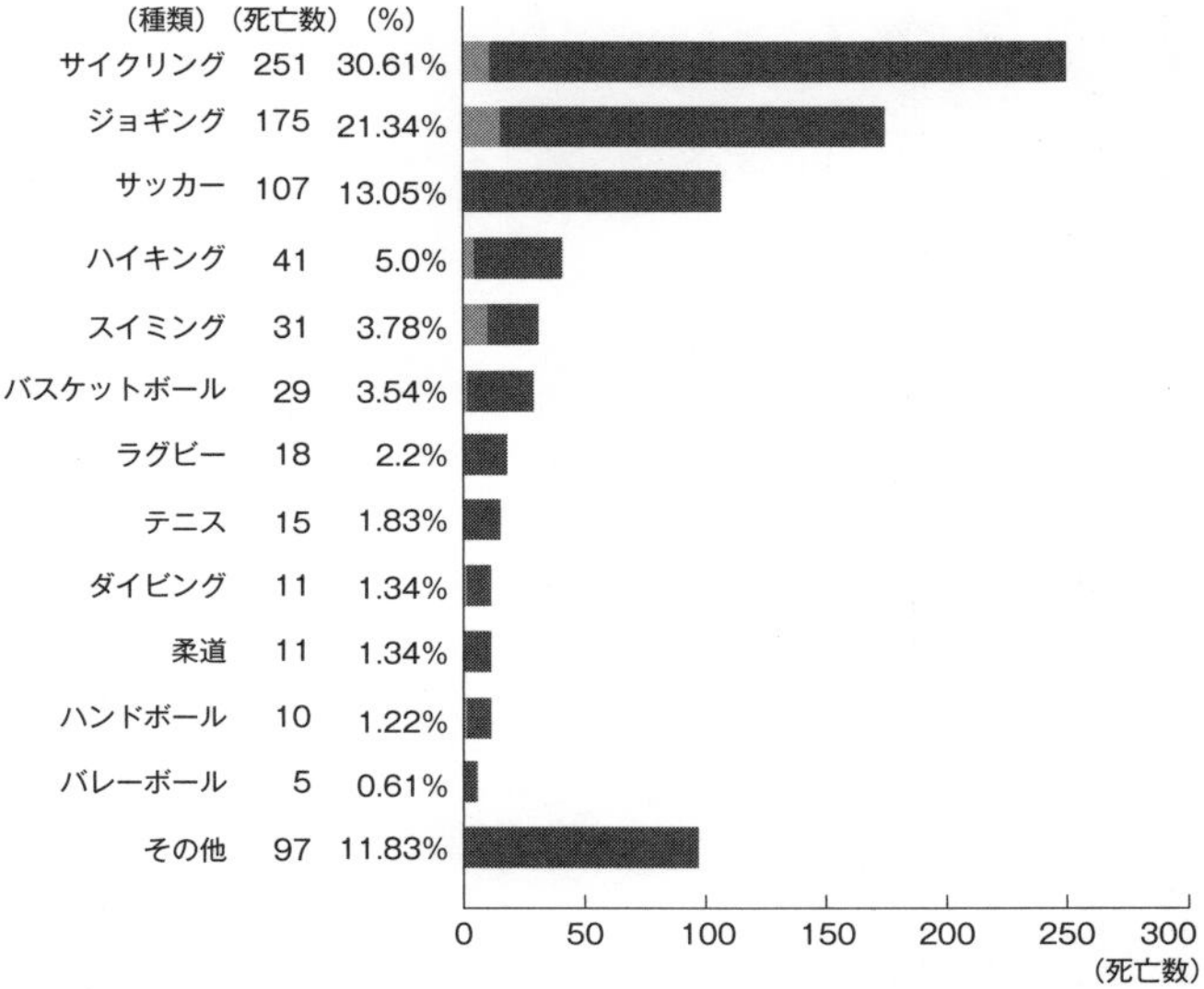

㊵Marijon et al Sports-Related Sudden Death Circulation. 2011;124: 672-681. より引用し、一部抜粋、改変

る血液量が増えれば心臓から送り出す圧力を上げます。そうすることで隅々まで血を流そうとします。だから体重が増えると血圧は高くなりやすくなるのです。

それでは、減量の効果を見てみましょう。ＢＭＩ25以下を目指すのですが、10kg減量すると5－20ｍｍＨｇ下がります。

ＤＡＳＨダイエット（The Dietaly Approaches to Stop Hypertension）というアメリカでつくられた高血圧の改善を目的にした食事法があります。フルーツや野菜を多く摂り、乳製品は低脂肪乳にし、飽和脂肪酸と総脂肪を減らすという食事法で8－14ｍｍＨｇ下がります。

よく1日6ｇ以下に塩分制限しろといわれますが、1日6ｇまでの塩分制限をすると2－8ｍｍＨｇ下がります。**日本人だと減塩で血圧が下がるのは3割くらいの人だといわれています。1日6ｇの塩分制限は厳しいですが、思ったより効果がないことがわかります。そして減塩の問題点は過度に行なうと死亡率が上がることです。詳しくは後述しますが、血圧は下がったけど死んでしまったのでは意味があり**

ません。

運動も血圧を下げます。運動すると体重が減る、体重が減るから血圧が下がると思っている人も多いのですが、運動すると体重が減らなくても血圧は下がりますし、狭心症などの冠動脈疾患のリスクも減ります。運動するときは有酸素運動をといわれますが、軽い負荷をかけた運動も必要になります。運動することで血流がよくなり体温が上がると、高血圧以外の慢性病にも効果が出ます。データから、運動は1日30分の有酸素運動を週の大半すると4−9mmHg低下します。

節酒は男性1日2杯まで、女性は1日1杯までで2−4mmHg低下します。減量と比べるとあまり下がりません。

こうして見ると、減量と食事の改善が血圧を下げるにはもっとも効果的です。しかし体重はどこまでも下げるわけにはいきません。痩せすぎてしまうとかえって悪い効果があるからです。そうなると、継続的に行なうのはよい食習慣への改善と運動がよいとなります。

◉運動

運動すると体重は減らなくても血圧は下がります。

また運動することで心血管疾患のリスクを減らすこともできるといわれています。

これは低下した身体機能が向上したからでしょう。

では、どのような運動をするとよいのでしょうか？

ウォーキングやジョギングがよいなどといわれますが、そぞろ歩きではなく早足で歩いたり、犬の散歩でもペースに巻き込まれ早足になると脈が早くなり、血圧が上がります。またジョギングも脈拍数や血圧を上げます。運動中に血圧が上がると、動脈硬化が進んでいる人には負荷になります。

現代人は昔の人に比べて運動不足ですし、筋力も落ちています。以前山形に行ったときに、かつては女性が米俵を２つ担いでいたと聞いて驚きました。１２０kgです。江戸時代の話です。いまは10kgの米をスーパーから持って帰るのも重いというくらい筋力が落ちていますし、江戸時代に1日20kmから30km歩いていたのを思うと明らかに体力が低下しています。私は、身体を動かさない現代人の習慣が、血管なども含めた身体機能を低下させていると考えています。

◉気を付けたい突然死のリスク

身体の柔軟性が損なわれると血圧は高くなるといわれています。運動というと動かすほうにばかり目がいくのですが、ストレッチも大事なことです。なぜなら、ストレッチをして筋肉の血流がよくなると血圧が下がるからです。

中高年の運動には突然死などのリスクがあります。千葉の田舎には都心からゴルフをしにくる人が多いのですが、ゴルフは中高年でプレイ中の死亡率が高い運動のひとつです。

P101下段のデータによるとサイクリング、ジョギングやハイキングも突然死を起こすことが多い運動です㊵。

スポーツには血圧を下げる以外にも心肺機能を強くする、心血管疾患の発症を抑える、筋力増強、健康寿命を延ばすなどの効果があります。しかし突然死をしてはかないません。

どのような人が突然死を起こしやすいのかというと、動脈硬化を起こしている人が起こしやすくなります。そうなるとすでに高血圧の人はリスクが有りになってしまいます。

多くの突然死は中等度から高度の負荷をかけたときに起きています。また運動をはじめたときに血圧が高くなりやすいので、準備運動をして血圧が急に上がらないようにしてからするのが望ましいといわれています㊶。

あとは運動中に水分を多く取る、前日に深酒をしないともいわれます。水はゴクゴク飲んでも酒はチビチビ飲めということです。

中年までのデータでは運動をしたから突然死したのではなく、もともと誘引があり運動がきっかけになっただけで、死亡率は変わらなかったという結果でした。これは運動してもしなくてもあまり変わらないとなってしまいますが、それは若い人にあてはまることです。

日本全体では運動習慣のある人のほうが死亡率は低いというデータが出ています。特に循環器疾患や自殺が減ります[42]。

運動はしたほうがよいけれど、年寄りの冷や水にならないようにする必要があります。いまは35歳をすぎると動脈硬化のリスクがあります。早ければ血圧が上がりはじめる年齢です。

昔取った杵柄で、普段運動不足なのに急に心臓に負荷のかかる運動をすると突然死を起こしやすくなります。

ではどのような運動がよいのでしょうか？

最初はストレッチやゆっくりとしたウォーキングをして身体を慣らしてから徐々に負荷や時間を長くしていくことが突然死を起こしにくくする方法です。そして毎回運動をするときは準備運動をする。こうすることで運動の利点を失うことなく危

険から逃れることができます。

運動の負荷は軽くても効果があります。やらないよりは少しでもやる、しかしやりすぎると突然死のリスクが出ます。4割くらいの力で十分といわれています。

◉お勧めの運動は太極拳

私は太極拳をもう10年ほどしています。よくゆっくりした動きなので運動にならないといわれますし、刺激がないともいわれますが、もっとも突然死のリスクが低いのではないかと思っています。適度な速度でやると脈拍が上がらない、つまり心臓への負荷が軽いのです。

太極拳の効果は台湾やアメリカ、中国で研究されています。世界最先端のハーバード大学からも太極拳の本が出ています。高齢者のバランスがよくなり転倒が減る、心血管疾患のリスクが減る、パーキンソン病の症状が軽くなるなどの効果が出ているると書かれているのです。

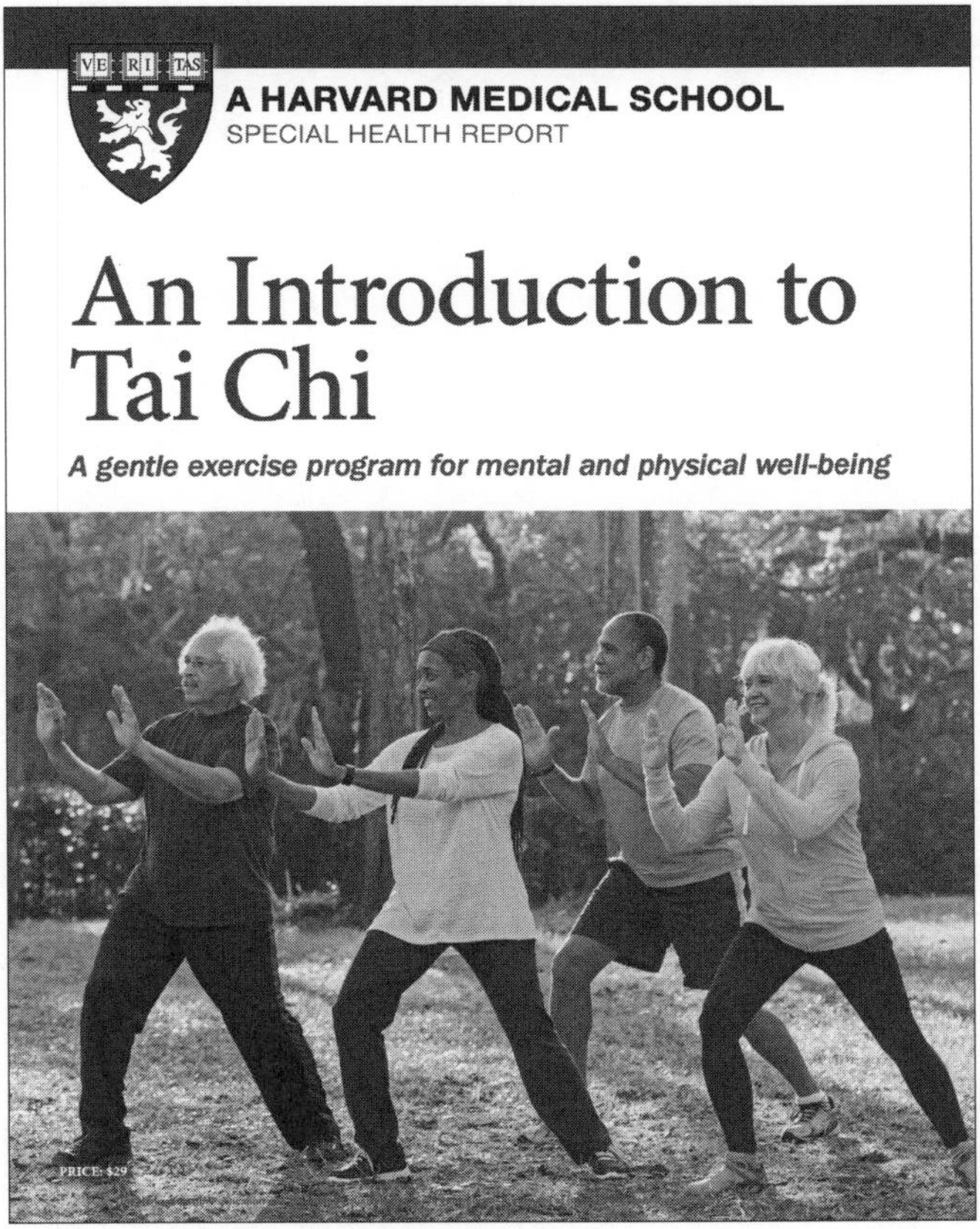

ハーバード大学発行「An Introduction to Tai Chi」

私が調べたところ、太極拳には筋肉の増強、心臓の動きがよくなる、肺活量が増える、抗酸化力の増加、血圧の低下、副交感神経優位になる、免疫の増強、不安や抑うつ気分の改善、炎症の低下、痛みの改善などの作用があります㊸。

ほかの運動と比べて長期的に見て死亡率が下がるかの比較では、ウォーキングと組み合わせるともっとも効果が出ています。この研究ではジョギングとの組み合わせでも心血管疾患の危険率が0.9倍になっています。**しかし、太極拳とウォーキングの組み合わせでは0・57倍です。4割強減るということです㊹。**

免疫に関する研究で、ランニングのインターバルトレーニングはリンパ球を減らすが、太極拳では増えるというデータが出ています㊺。これは長いこと議論されてきたテーマです。激しい運動はリンパ球を減らすので免疫を下げる、という説が長いこと有力でした。

しかし、リンパ球の減少は免疫を下げるわけではないという論文が出てきました㊻。つまりリンパ球は減るが免疫が下がるわけではなく、継続的な運動は免疫を上げるということです。前述したように、高血圧の人が急に強度の強い運動をすると

㊸太極拳の効果と健康への影響

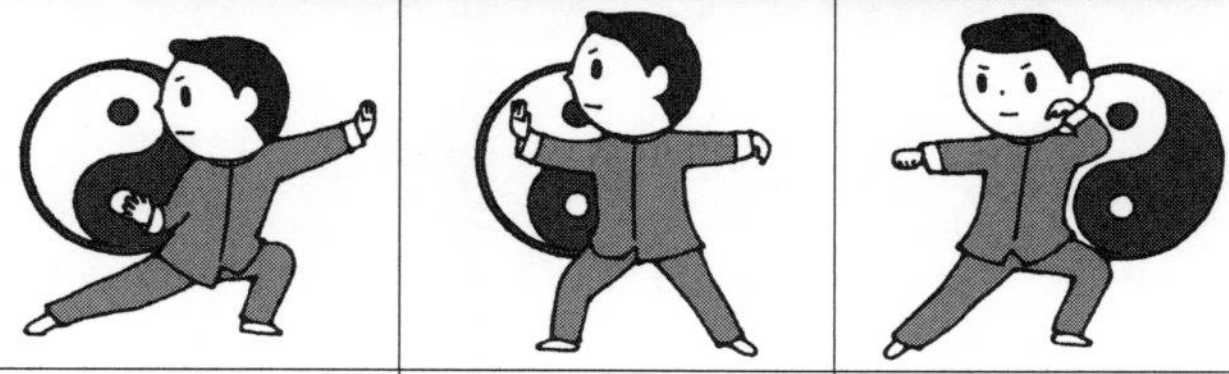

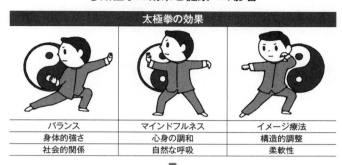

太極拳の効果		
バランス	マインドフルネス	イメージ療法
身体的強さ	心身の調和	構造的調整
社会的関係	自然な呼吸	柔軟性

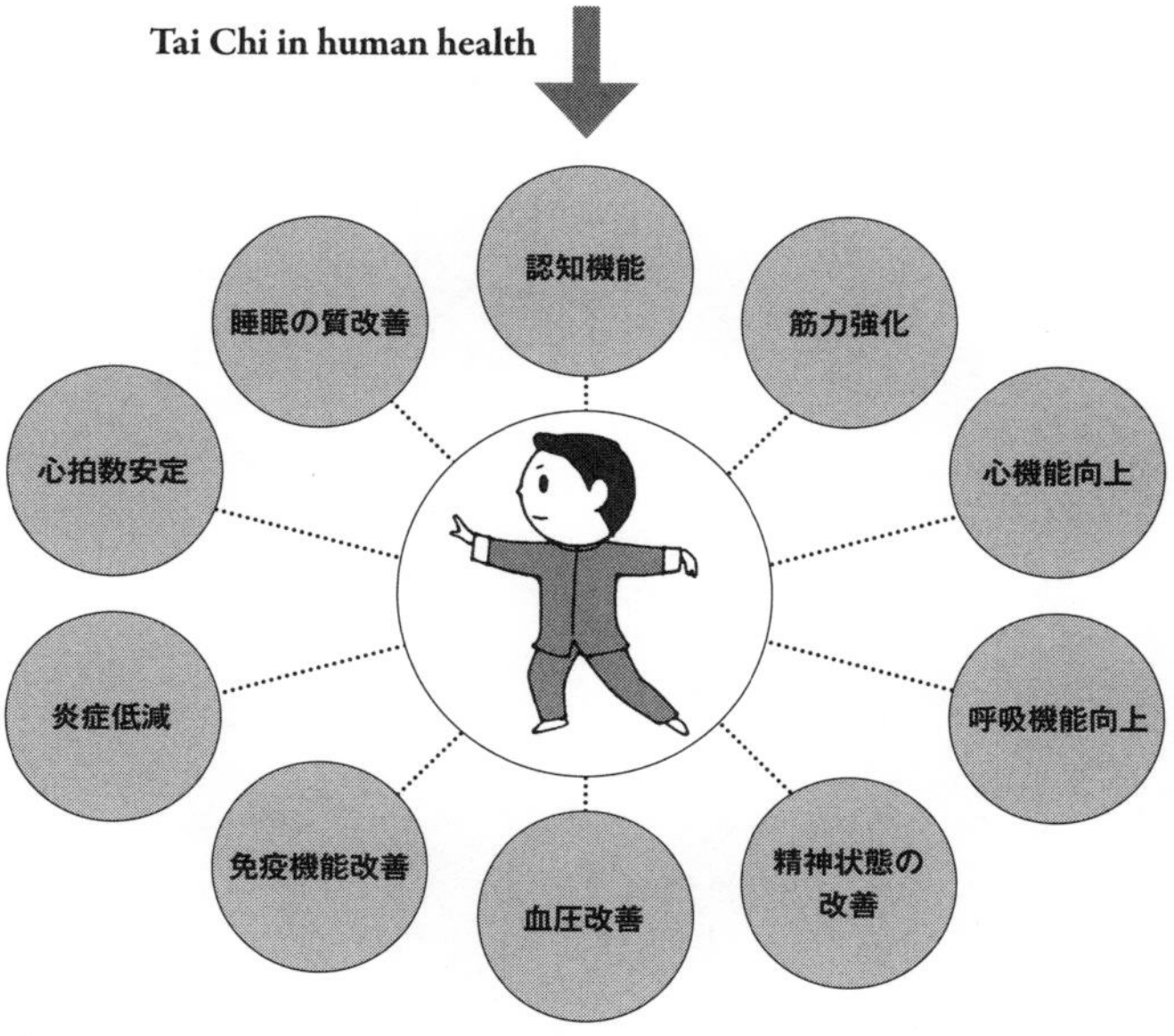

㊸Xu,S.;Baker,J.S.;Ren,F. The Positive Role of Tai Chi in Responding to the COVID-19 Pandemic. Int. J. Environ. Res. Public Health2021,18,7479 より引用し、一部抜粋、改変

体への負荷が強くなります。そのため適度な運動を継続的にすることが望ましいと考えられます。

太極拳は私のような面倒くさがりには、着替える必要もなくスペースがあれば室内でもできるついでに、抗酸化にもつながり、痛みも軽くなる優れた運動です。

◉血圧を下げるセラサイズとは？

もうひとつセラサイズという運動があります。「頑張り禁止」がキャッチフレーズになっている、脳と筋肉に無理のない刺激を与えることで普段使わなくなってしまった脳の領域や回路、筋肉を活性化するという運動です。昔はできた動きができなくなった。たとえばブリッジができなくなった、側転ができなくなったなどですが、これは筋肉がなくなったわけでも脳の動かす回路がなくなったわけでもありません。使わないから休止状態になっているのです。それを動かしてあげるとその部位が活性化します。多くの人は日頃、動かす筋肉が決まっています。そうすると身

㊹死亡危険度比の運動の種類による変化。運動習慣がない人との比較

	死因					
	全死亡		がん		心血管疾患	
	死亡危険度比 95%CI		死亡危険度比 95%CI		死亡危険度比 95%CI	
運動なし	1.00	Referent	1.00	Referent	1.00	Referent
主なエクササイズ						
太極拳	0.80	0.72,0.89	0.78	0.66,0.91	0.77	0.64,0.92
ウォーキング	0.77	0.69,0.86	0.84	0.72,0.99	0.73	0.61,0.88
ジョギング	0.73	0.59,0.90	0.69	0.51,0.94	0.74	0.52,1.06
その他の運動	0.78	0.56,1.10	0.65	0.38,1.10	0.72	0.37,1.40
太極拳＋ウォーキング	**0.69**	0.58,0.83	0.78	0.59,1.02	**0.57**	0.41,0.80

㊹Wang et al. Tai Chi, Walking, Jogging, and Mortality Am J Epidemiol. 2013;178(5):791-796 より引用し、一部抜粋、改変

体はそれに対応して変わっていきます。これはよい面もあるのですが、進むと身体が硬くなる、バランスが悪くなる、内臓の機能が落ちる、脳や目や耳の働きが落ちるといった症状が出てきます。これを機械を使わずに自分の力で手・足・体幹を決まった手順で動かすことを数回行う、これをいくつか組み合わせることで再活性化します。室内で両手を広げて振り回せるくらいのスペースがあればできます。無理のない運動で脳や神経、筋肉を活性化して血圧を下げる効果や筋肉の低下、身体のバランスが悪くなったことが原因のふらつき、パーキンソン病の症状の改善などの効果が出ています。

ＺＯＯＭでトレーナーと一緒に、あるいはＤＶＤを見ながら家でもできる運動です。興味のある人は調べてみてください。

患者さんに、血圧を下げるために運動をして体重を落とすといわれる人がいます。しかし、実際には運動だけでの減量は困難です。よくいわれていることですが、ケーキひとつ食べると何時間も歩かないといけないといわれるくらい、カロリー計算上は減らないのです。ここで大事なことは、運動は体重が落ちなくても健康維持に効果があるということです。体重が落ちないからと運動を止めることはもったいないことです。決して体重が落ちないからと運動をやめないでくださいね。

◉高血圧の人のための食事

体重を適当なところまで落とすには、食事との組み合わせが必要です。

私は高血圧の人にはまず菜食を勧めています。

その理由は、高血圧の原因が腸内環境の悪さや食事に含まれるミネラルバランスの悪さ、炎症の起こりやすい食材、調理法にあることが多いからです。

動物性食品はナトリウムやリンが多く、ともに血圧を上げる作用があります。そのうえ大腸で、俗にいう悪玉菌に代謝されアミン類といわれる血圧を上げる物質や炎症を起こす物質がつくられます。動物性タンパク質の摂取が多いと便やおならが臭くなりますが、におい以上に害が出るのです。

反対に植物性食品、特に野菜や果物にはカリウムやマグネシウムが多く、これらは血圧を下げる効果があります。食物繊維は俗にいう善玉菌を増やす働きがあり、善玉菌は血圧を下げる物質をつくったり、自律神経の働きを調整します。また植物に含まれるファイトケミカルには抗酸化作用や炎症を鎮める作用があり、血圧を下げ、動脈硬化も起こりにくくします。

菜食にすると血圧が下がり、アテローム性動脈硬化が改善するという症例を数多く見てきました。ほかの方法でも血圧の低下は起こるのですが、アテローム性動脈硬化の改善には菜食がもっとも必要だと思っています。

人には体質があり、人によって何を食べるとよいかは変わってくるのですが、一般的に売られているもので、誰が食べてもよくないものがあります。その最たるものは砂糖です。砂糖入りの飲料を飲むと血圧が上がるというデータもあり、血圧にも悪影響が出ます[47]。

では、どのような菜食が血圧を下げるのか？ **私は血圧に関係なく普段からプラントベースホールフードの食事を患者さんに勧めています。野菜や果物・豆・穀物・**

㊼砂糖入り飲料の消費量と病気の危険率比の関連

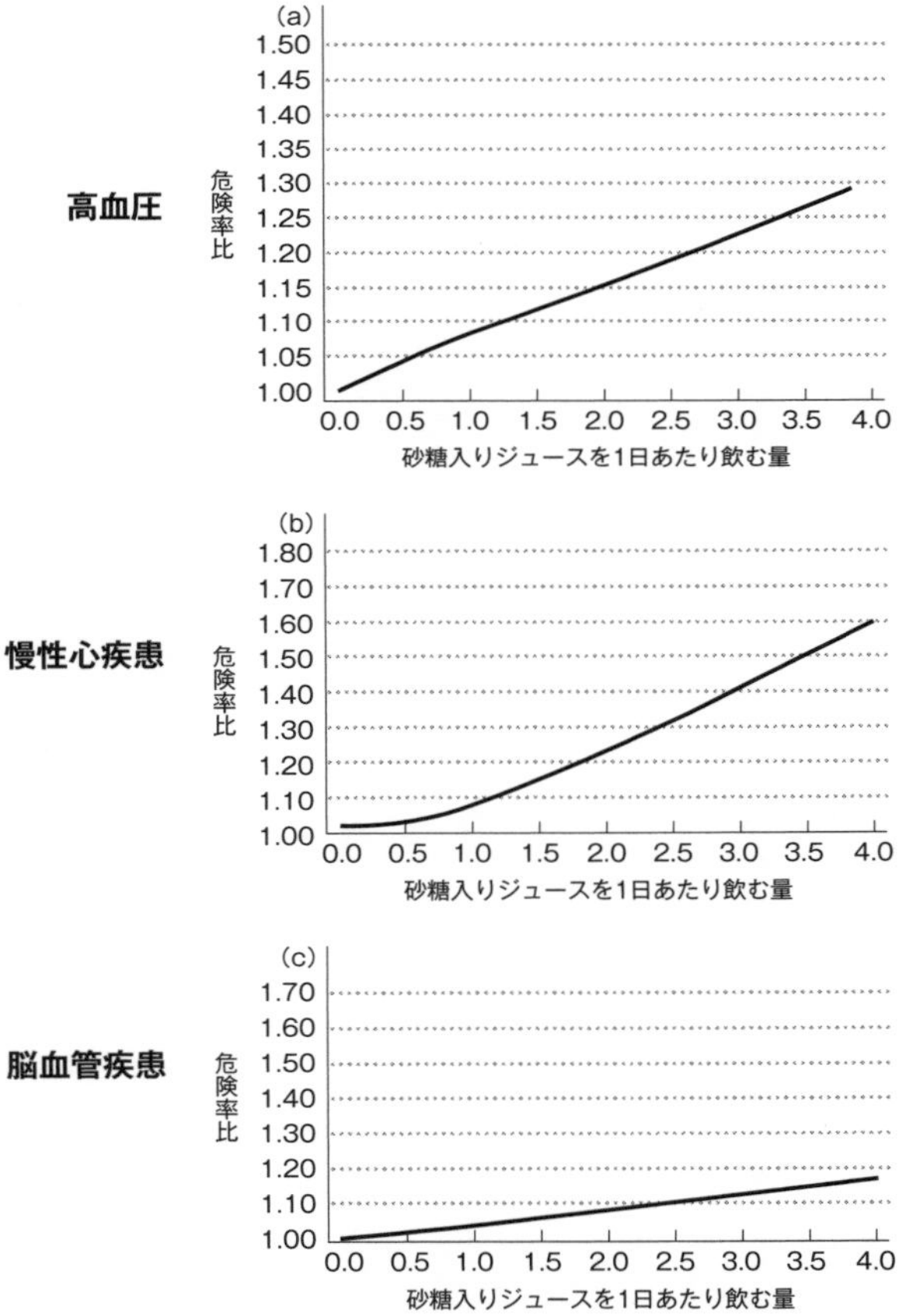

㊼B. Xi et al. Sugar-sweetened beverages and CVD risk. British Journal of Nutrition (2015), 113, 709–717 より引用し、一部抜粋、改変

種といった植物を精製しないで食べるという食事で、いわゆるベジタリアンという食事法の一種です。

ベジタリアンにもさまざまな食べ方があり、すべてのベジタリアンがよいわけではないのですが、それは後述します。

◉ベジタリアンと肉食の死亡率の比較

まず、ベジタリアンと肉食の人との比較を見ていくと、ベジタリアンのほうが血圧の収縮期5mmHg前後、拡張期3mmHg前後下がるというデータが出ています。この研究にはたくさんの研究が含まれていますが、完全にベジタリアンの人、乳製品は摂る人、卵は摂る人、魚も食べる人、時々ベジタリアンになる人が含まれています㊽。ベジタリアンにすると減塩や運動と同じくらい下がるようです。また後述しますが、血圧が下がるよりよい効果があります。

ベジタリアンはタンパク質が摂れないという人もいますが、それよりもビタミン

㊾5%のタンパク質由来のエネルギー摂取を動物由来から植物由来に変更することによる死亡危険度比の変化

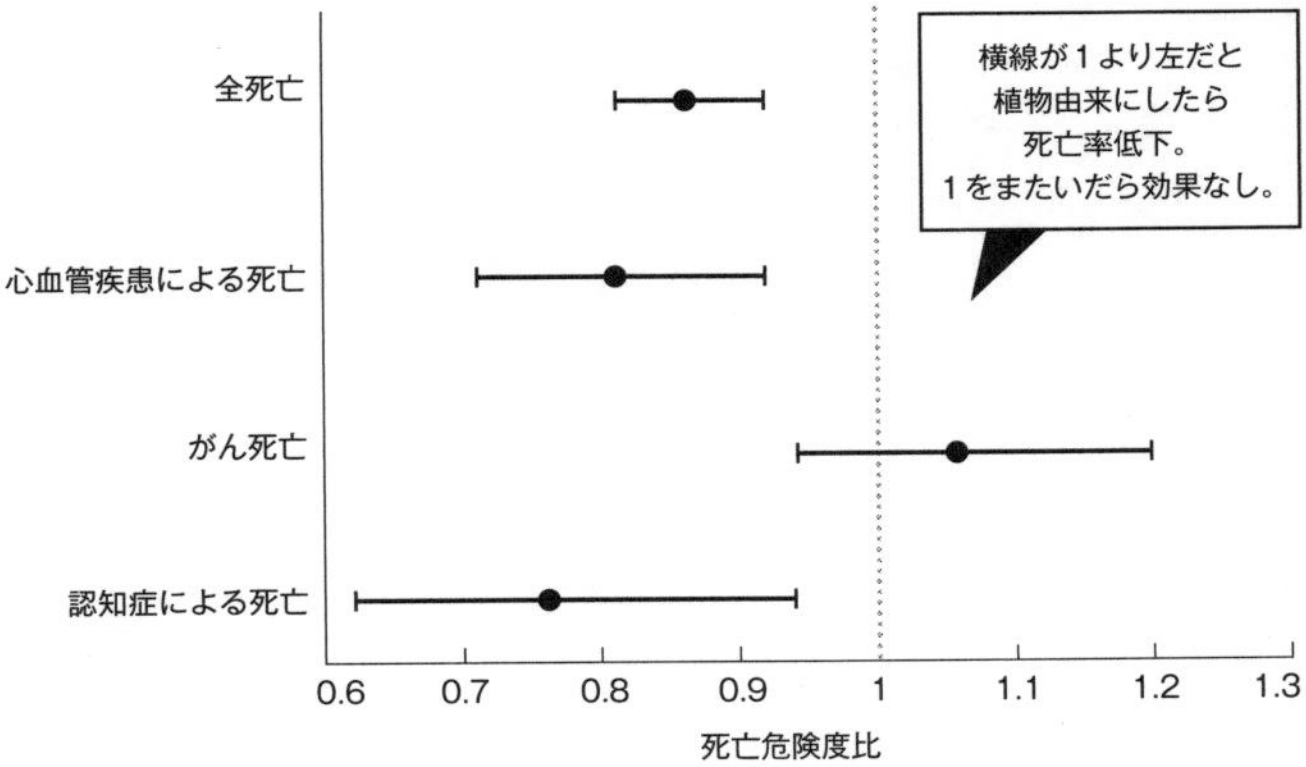

㊾Sun Y, Liu B, Snetselaar L, Wallace R, Shadyab A, Kroenke C, et al. Association of major dietary protein sources with all-cause and cause-specific mortality: the Women's Health Initiative (FS03-08-19). Curr Dev Nutr. (2019) 3(Supplement_1):nzz046. doi: 10.1093/cdn/nzz046.FS03-08-19　より引用し、一部抜粋、改変

B12やビタミンD不足のほうが問題になりやすく、タンパク質不足には陥りにくいのです。ビタミンB12やビタミンD不足は動脈硬化の原因にもなるのですが、これは後述します。ビタミンB12は植物性の食事にはほぼ入っていない物質ですから、ベジタリアンは不足するのです。

タンパク質を何から摂るかの違いによる死亡率を女性で出した研究があります[49]。この結果によると、総タンパク摂取量のうち、植物性タンパク質摂取量に動物性タンパク質摂取量を5%入れかえるだけで、総死亡は危険率0・91倍に、心血管疾患は危険率0・88倍に、認知症は危険率0・79倍と下がります。がんでは有意な差とはなりませんでした。**5%ですから割合としては少量です。一食変える必要もありません。卵を豆腐や納豆に変えるだけで達成できる人が多いと思います。これだけでも効果が出るのがわかるかと思います。**

この研究では植物性タンパクでもマメによるものかナッツによるものかを比較していますが、マメよりナッツのほうが死亡率は下がります。

この研究では、植物性タンパク質が多くなると食物繊維の摂取量が増え、動物性タンパク質が増えると食物繊維の摂取量が減ることが見て取れます。ナッツとマメの違いはナッツは木の実、マメはマメ科の植物の種です。大豆や小豆はマメ、ピーナッツはナッツと名前が付いていますがマメです。くるみやアーモンドがナッツですね。ミックスナッツに入っていてもナッツとは限りません。もちろんジャイアントコーンはナッツでもマメでもなく穀類の一種です。

◉食生活の違いによる病気罹患率の比較

次は死亡ではなく、食生活の違いによる病気の罹患率を見てみましょう。この研究ではイギリスで18年間さまざまな食生活の人をフォローしました[50]。肉を食べる人とフィッシュベジタリアン（魚を食べる人）とベジタリアンの人、3パターンを比較したものですが、ベジタリンの中には乳製品や卵を摂っている人も含まれます。

急性心筋梗塞はベジタリアンで減少しているように見えますが、有意差なし。

虚血性の心疾患、狭心症などでは、フィッシュベジタリアンとベジタリアンで有意に減少しています。しかし脳梗塞や出血性の脳梗塞はベジタリアンで増えているのです。

特に日本人は脳梗塞が多いので増えてしまっては困りますが、その原因を研究したデータがあります[51]。

台湾でベジタリアンと非ベジタリアンの脳卒中発症率を比べたデータです。このデータではベジタリアンのほうが脳梗塞や脳出血の危険性が半分ほどになる結果が出ました。内訳を見ると脳梗塞より脳出血のほうがベジタリアンと非ベジタリアンの差が小さくなっています。これは非ベジタリアンと比べるとリスクは低いが、ベジタリアンは脳梗塞より脳出血を起こしやすいということです。

前述しましたが、以前日本で多かった脳卒中は細い動脈が動脈硬化を起こすことが原因の脳出血とラクナ梗塞でした。その原因は高血圧とビタミンB12不足です。

台湾で行われたこの研究では、ベジタリアンの中でビタミンB12の摂取量が多い

㊿虚血性心疾患・脳卒中の罹患危険度の肉食の人と魚を食べる人・ベジタリアン間における違い

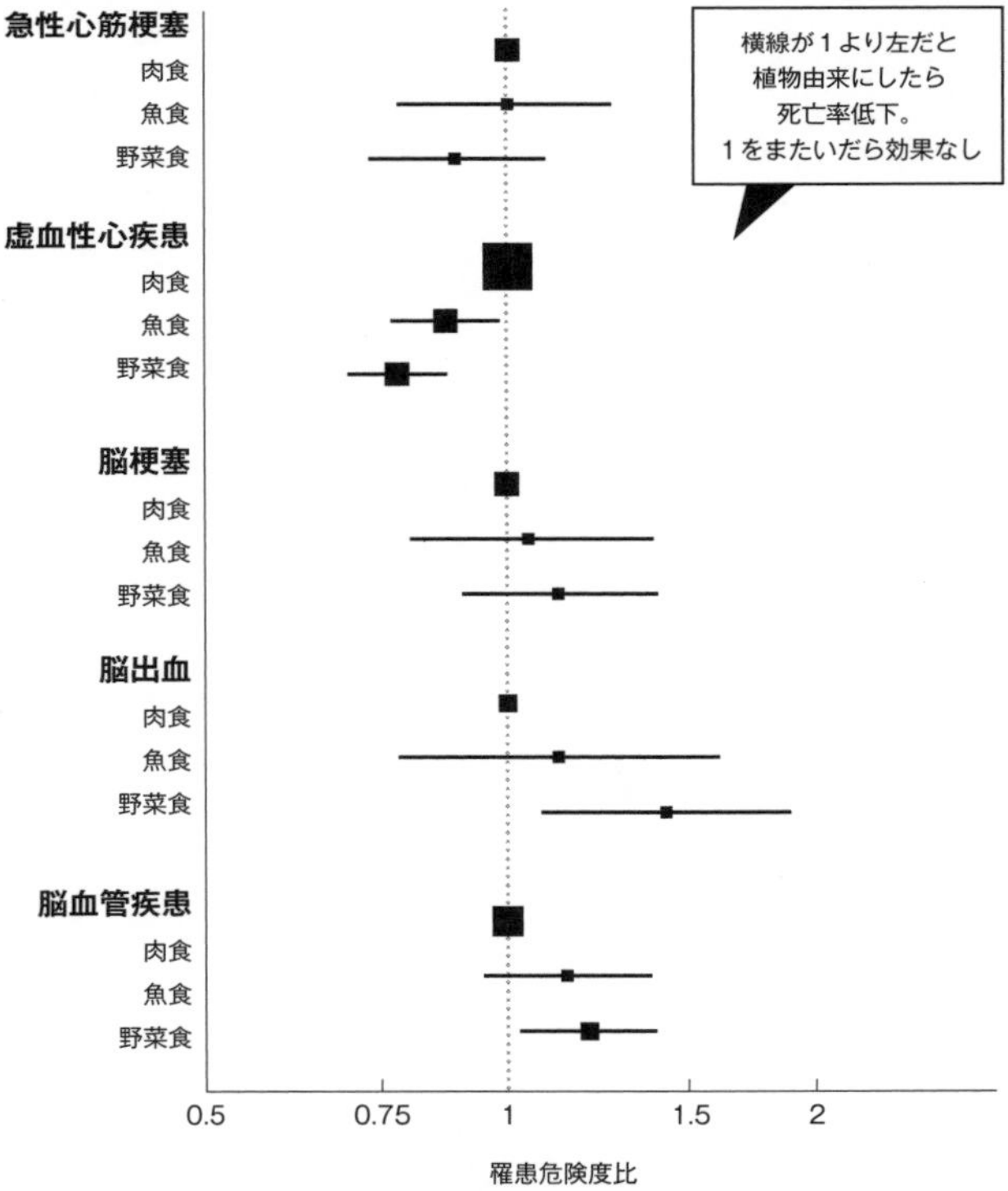

㊿Tammy Y N Tong et al. Risks of ischaemic heart disease and stroke in meat eaters, fish eaters, and vegetarians over 18 years of follow-up: results from the prospective EPIC-Oxford study.BMJ 2019;366:l4897l doi: 10.1136 より引用し、一部抜粋、改変

か少ないかでも分けた分析をしています。その結果非ベジタリアンと比べビタミンB12の摂取量が少ない群では差が出ませんでしたが、ビタミンB12の摂取が多い群ではベジタリアン全体よりも大きな差、非ベジタリアンと比べると0・27倍に危険度が下がりました。ベジタリアンはビタミンB12が欠乏しやすいのですが、その欠点を補ってあげると脳卒中の危険性をより下げることができるという結果です。

ビタミンB12は動物性食品に多く、植物性には少ないのでベジタリンでは不足しがちといわれます。しかし日本の伝統食材の海苔で摂取ができます。青のり、焼き海苔、岩のりに含まれています。明日葉にも含まれています。またニュートリショナルイースト（サトウキビなどの糖蜜で発酵させた酵母）にはビタミンB12が添加されています。焼き海苔を1日1枚強食べると必要量が摂れるとされています。

完全なベジタリアンでなければ貝類や小型の魚にも多く含まれていますし、海苔と鰹節の組み合わせでも摂ることができます。

台湾のベジタリアンとイギリスのベジタリンを直接比較はできませんが、台湾の研究ではベジタリアンの脳卒中の発生率が下がっています。両方の食べた内容を比

⑤①-1 コホート研究1、2での脳卒中危険度とベジタリアンの関連

コホート1	危険度比(95%CI)
脳卒中	0.51(0.25, 1.06)
脳梗塞	0.26(0.08, 0.88)
コホート2	危険度比(95%CI)
脳卒中	0.52(0.33, 0.82)
脳梗塞	0.41(0.19, 0.88)
脳出血	0.34(0.12, 1.00)

※非ベジタリアンを1とした場合

⑤①-2 ビタミンB12摂取量の違いによる脳卒中危険度のベジタリアンと非ベジタリアンの比率

	危険度比(95%CI)	p相互作用
ビタミンB12 2.4μg/日より多	0.27(0.09, 0.83)	0.046
ビタミンB12 2.4μg/日より少	0.99(0.38, 2.57)	—

⑤①Tina H.T. Chiu et al. Vegetarian diet and incidence of total, ischemic, and hemorrhagic stroke in 2 cohorts in Taiwan
Neurology 2020;94;e1112-e1121 H.T より引用し、一部抜粋、改変

べると、乳製品の摂取量がイギリスのほうが多いのが目立っています。またイギリスのベジタリアンのほうが、台湾の非ベジタリアンよりもタンパク質や脂質の摂取割合が多くなっています。同様にイギリスのベジタリアンは台湾の非ベジタリアンよりも野菜や果物の摂取量が少ないのです。つまり台湾は全体的にイギリスと比較し乳製品が少なく、野菜や果物の摂取量が多い傾向にあるのです。台湾のベジタリアンはそれに加えて動物性のタンパク質の摂取量が少ないという2重の効果があり、それにビタミンB12の摂取量が増えるとさらに脳卒中の発症を減らせることが読み解けます。

同じベジタリアンでも人によって食べ方が色々あります。

私はアメリカやフィリピンのビーガンの学会に何度か行ったことがあります。そこでは学会の期間中、食事が提供されます。もちろん肉や魚、卵、乳製品は出てきません。野菜や果物、マメ、穀物はさまざまな調理法で出てきます。ビュッフェスタイルで自分の好きな食べものを選ぶのですが、そこで一口にビーガンといってもさまざまな人がいるなと思いました。生の野菜や果物を主に食べる人、マメや穀物ばかり食べる人、色々なものをちょこちょこ食べる人。甘いものをたくさん食べる人、食べない人。これらを一緒くたにしてはいけないと思っています。**先ほどの台湾とイギリスの比較に出てきたように私は野菜や果物の摂取量が多く、食物繊維の摂取量が多い食事のほうがよいと思っています。**

極端な話、ポップコーンとポテトチップスとチョコレートに缶ジュースのように精製された植物の不健康な食事でもベジタリアンになるからです。

◉精製された食品が悪い理由

精製された食品というと何を思い浮かべるでしょうか？　砂糖や小麦粉、白米を思い浮かべるかと思いますが、それに加えて油も精製された食品です。

精製食品はなぜ悪いのでしょうか？　精製されると外側の色の着いた部位が取り除かれます。そこには豊富なビタミンやミネラル、抗酸化物質が含まれています。これを取り除くことにより、必要な栄養素も取り除かれてしまいます。穀物の場合、

精製すると残るのは主に糖分です。この糖分は体内に入るとブドウ糖として細胞のエネルギー源になります。ブドウ糖をエネルギーに変換するときに必要となるビタミンやミネラルがあります。それがないとブドウ糖をうまくエネルギーに変えることができないのですが、それらを含んでいるのが外側の色のついた部分です。それらのビタミンやミネラルが精製されるときに捨てられてしまうのです。その結果、ブドウ糖がうまく代謝できなくなります。

　またこれらのミネラルやビタミンはエネルギー代謝以外にも使われるので、精製食品を摂りすぎると、その代謝だけで体内のミネラル・ビタミンを消費してしまいます。その結果、身体はミネラル・ビタミン不足となり体調不良の原因となるのです。よくジャンクフードといわれますが、これらは精製しないで食べていればビタミンやミネラルが豊富なのに、それを捨ててしまうからジャンクになるのです。**毎日、ジャンクフードであるスナック菓子ばかり食べていてもベジタリアンにはなれますし、野菜や精製されていない豆や穀物を食べていてもベジタリアンなのです。この両者には大きな違いがあることはおわかりいただけますね。**

㊷心血管疾患発生率と心血管疾患死亡、全死亡危険率が肉食と健康的なベジタリアンと不健康なベジタリアンで変化があるか？（上段）とベジタリアン傾向のある人とそうでない人（プロベジタリアンスコア）との比較（下段）

	危険度比（95%CI）					
	心血管疾患発生数	有意確率	心血管疾患死亡	有意確率	全死亡	有意確率
プラントベースダイエットインディックスによるスコアで分類した						
健康的菜食	**1.01** (0.91, 1.13)	0.75	**0.96** (0.81, 1.14)	0.38	**0.90** (0.82, 0.99)	0.09
不健康菜食	**1.00** (0.90, 1.11)	0.85	**1.08** (0.91, 1.29)	0.42	**0.97** (0.88, 1.06)	0.30
肉食	**1.14** (1.04, 1.27)	<0.001	**1.30** (1.10, 1.54)	<0.001	**1.12** (1.02, 1.23)	0.001
プロベジタリアンダイエットによるスコアで分類した						
菜食	**0.95** (0.86, 1.05)	0.05	**0.85** (0.71、1.00)	0.009	**0.87** (0.79, 0.96)	<0.001
肉食	**1.15** (1.04, 1.26)	<0.001	**1.27** (1.08, 1.49)	0.002	**1.12** (1.03, 1.23)	0.007

㊷Kim H, Caulfield LE, Garcia-Larsen V, Steffen LM, Coresh J, Rebholz CM. Plant-Based Diets Are Associated With a Lower Risk of Incident Cardiovascular Disease, Cardiovascular Disease Mortality, and All-Cause Mortality in a General Population of Middle-Aged Adults. J Am Heart Assoc. 2019 Aug 20;8(16):e012865. doi: 10.1161/JAHA.119.012865. Epub 2019 Aug 7. PMID: 31387433; PMCID: PMC6759882. より引用し、一部抜粋、改変

◉健康的なベジタリアンと不健康なベジタリアン

次はベジタリアンの分類による研究を紹介します。同じベジタリアンでも、健康的と考えられる食べものをどれくらい食べているか、逆に不健康的と考えられる食べものをどれくらい食べているか、ベジタリアンの傾向がどれだけ強いかで分けた研究です[52]。

完全なベジタリアンの研究ではありませんが、「健康的なベジタリアンは未精製の穀物や果物、ナッツやマメが多くお茶やコーヒーを飲んでいる」「不健康なベジタリアンは精製された穀物やお菓子やデザート、フルーツジュース、砂糖入りの飲料などが増えた」というふうに点数付けされています。動物性タンパク質は肉、鶏、魚、乳製品、卵、そのほかシーフードすべてで増えるとベジタリンから遠ざかるとされています。結果、肉食ではすべての危険度が上がっています。

◉不健康なベジタリアンでは意味がない

この研究では健康的な度合いの高いベジタリアンのほうが心血管疾患での死亡率、総死亡率が下がり、不健康なベジタリアンではあまり変化が見られませんでした。よりベジタリアンの要素が高い集団では死亡に加え、心血管疾患の発症率も下がっています。

植物性のタンパク質を多く摂っている人と動物性のタンパク質を多く摂っている人の比較では、動物性のタンパクの摂取量が1日に2品増えるだけで、反対に植物性の食べものを1日に2品増やすだけで総死亡危険率が10%ほども上下します。これくらいなら少し気を付ければできる範囲ではないでしょうか?

高血圧に関しても不健康なベジタリアンの要素が多いと上がります。反対に健康的な要素が多いと下がります。

共通している点は、動物性タンパク質を食べる量が増えると心血管疾患も総死亡率も上がるということと、ただ動物性のタンパク質を減らすだけでは心血管疾患も総死亡率も下がらないということです。
この研究で先ほど紹介した研究と食い違う点は、ナッツとマメの間で差が見られなかったことです。

先ほどのイギリスと台湾の研究結果で出たように同じベジタリアンでも違いが出てくること、そしてこの研究では完全に肉食をやめなくとも効果が出るということがわかったと思います。危険率の下がり方を見ると台湾の肉魚を食べない研究のほうが下がっているので、そのほうが効果があるとは思われますが。

端的にいうと動物性のタンパク質を減らしながら加工されていない果物や野菜を調理したものを食べると血圧も死亡率も下がります。

「もう今更やっても」という人もいるかもしれませんが、いつはじめても遅いということはありません。

少し古い研究ですが、アメリカとイギリス、ドイツでベジタリアンの人が心血管

㊸-1 虚血性心疾患による死亡数比のベジタリアンと非ベジタリアンの比較。年齢別

死亡時年齢	死亡数比
<65	0.55(0.35-0.85)
65-79	0.69(0.53-0.90)
80-89	0.92(0.73-1.16)

※非ベジタリアンを1とした場合

㊸-2 虚血性心疾患による死亡率比がベジタリアンの期間で変わるか

ダイエットの持続時間	死亡数比
非ベジタリアン	1.00(reference group)
ベジタリアン5年以下	1.20(0.90-1.61)
ベジタリアン5年以上	0.74(0.60, 0.90)

㊸TJ Key et al. Mortality in vegetarians and non-vegetarians:a collaborative analysis of 8300 deaths among 76,000 men and women in five prospective studies public Health Nutrition: I(I), 33-41 より引用し、一部抜粋、改変

疾患で亡くなったかどうかの研究を紹介します。

ベジタリアンを5年以上続けた人とベジタリアンでない人を比べると、心血管疾患で亡くなる率が74％と有意に下がります。5年未満では有意差がありませんでした。しかし、5年以上という点について、私の臨床経験ではファスティングとプラントベースの食事に取り組み、冠動脈の動脈硬化が半年ほどで改善した人を見ています。ただベジタリアンになるだけでなく、その人に合わせた方法を取ってあげると短期間でよい結果が出ます。また西洋人と比べると一般に魚を食べる機会の多い日本人のほうが、オメガ3をよく摂っていて、飽和脂肪酸の摂取量が少ないため、効果が出やすいと考えられます。


年齢別では80歳までは下がるが、80歳以上では下がらないとなっています。

ベジタリアンと、魚を食べる人もしくは稀に肉を食べる人、週に一度以上肉を食べる人の三者を比べると、魚を食べる人もしくは稀に肉を食べる人でも死亡率が下がっています。しかしベジタリアンほどは下がらない。先ほどのベジタリアン傾向と健康的なベジタリアンかそうでないかの研究とを比べると危険率の低下度合いが強いのは、食べないというところを加えるからでしょう。

これを見ると80歳までは効果があるということになりますが、これらの国の研究が行なわれた時代といまの日本では状況が違います。実際には80歳以降でも身体の状態を見ながら行えば効果が出ます[53]。動脈硬化は食事で改善できることが明らかになっています。

◉体内の炎症を防ぐ食事

血管内皮に炎症が起きると動脈硬化を起こしやすくなります。

高感度ＣＲＰという弱い炎症が起きているかどうかを調べることができる検査があります。この数値が高いと動脈硬化を起こしやすいといわれています[54]。

炎症とはいったい何でしょうか。目に見える炎症はたとえば蚊に喰われたときです。赤く腫れて痒くなり少し熱っぽくなります。この腫れたり赤くなったり熱を持ち痛くなるのが炎症です。炎症は身体の中でも起きます。風邪をひいて喉が痛くなるのも炎症です。人によって傷が治りやすいとか、いつまでも痛みが続く人がいますが、その一因は炎症が治まらないことです。

炎症を抑えるには何が必要でしょうか？　葉物野菜や果物の多くには抗炎症物質が多く含まれているので、これらを多く摂ることは重要です。

反対に炎症を煽る食べものもあります。砂糖や果糖ブドウ糖液糖、精製された炭水化物、加工肉、植物性油の多く、動物性タンパク質、精製された穀物（特に小麦）です。これらの食べすぎが動脈硬化の一因となるのです。

動物性タンパク質の食べる量を減らして、かつ野菜を多く食べると、動脈硬化の結果である心筋梗塞や脳梗塞が減ります。特に同じベジタリアンでも、台湾とイギリスの研究を比べると台湾のほうが病気が少なかった理由はそれです。

イギリスのベジタリアンより台湾の非ベジタリアンのほうが野菜や果物を食べていましたね。

薬草やハーブにも抗炎症作用のあるものが多くあります。

やはり野菜をたくさん食べるとよい効果があることがデータで証明されています。

◉一般にいわれているほど減塩には意味がない

よくいわれる減塩ですが、一般的な減塩で血圧が下がる人は全体の2～3割といわれています。

一般的にいわれているほど、減塩に降圧効果はありません。また、極端な減塩よりも使用する塩を変えてみることも重要かもしれません。その理由を見ていきましょう。

いま、一般にもっとも多く使われている塩は精製塩といわれる塩化ナトリウムです。99％以上が塩化ナトリウムの食卓塩などがそうです。Ｎａはナトリウムの元素記号、Ｃｌは塩素の元素記号ですが、これらがくっ付いてできるＮａＣｌが塩化ナトリウムです。これがこんにちでは塩といわれていますが、塩の専売公社ができるまでは塩は海塩（海水からつくられた塩）、岩塩（海水が地殻変動で地中に入りマグマなどの熱で水分が蒸発して塩が析出したもの）でした。

Ｎａには血管収縮作用や交感神経刺激作用があり、血圧が上がります。塩で血圧と聞くとナトリウムが取りざたされますが、Ｃｌ（塩素）にも交感神経刺激作用があり、血圧を上げます。

しかしもともと使われていた天然塩には、マグネシウムやカルシウム、硫黄、カリウムなどの血圧を下げるように働くさまざまなミネラルが１割弱ほど含まれています。この本来の塩は血圧を上げないといわれています。実際に、天然塩を摂ることで血圧が下がるといわれることもあるのです。

塩を摂ったほうがよいのかどうかは体質によっても変わりますが、日本は長い間塩を多く摂る生活をしてきた国です。多くの人の場合は塩を減らしすぎると、かえって体調を崩します。一般に食塩の摂取量を１ｇ減らすと血圧が１ｍｍＨｇ下がるといわれています。日本人は平均で10ｇ摂っていますから、６ｇにすると４ｍｍＨｇ下がります。思ったより下がりが悪いのではないでしょうか？　かつて日本人は塩分を平均17ｇ、人によっては20ｇ以上、地域によってはさらに多く摂っていました。そ

㊽1日の塩分摂取量と健康寿命の関係

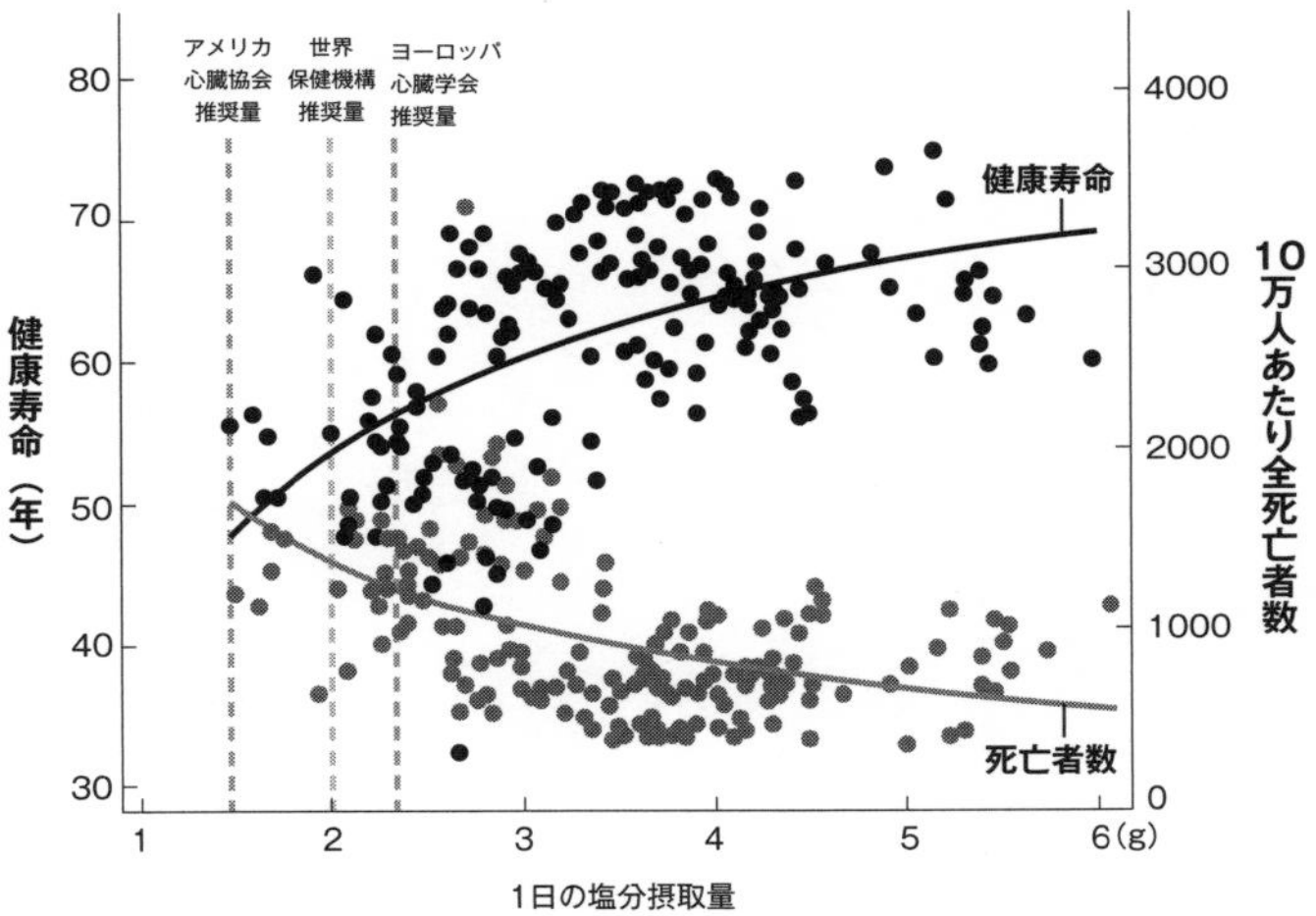

㊽F.H. Messerli et al. Sodium intake, life expectancy, and all-cause mortality European Heart Journal (2021) 42, 2103-2112 より引用し、一部改変

れは摂りすぎだと思いますが、**ベトナムで行われた、塩分を5g弱から15g強まで摂っている人を塩分摂取量別に分け血圧に差があるかという研究によると、塩分摂取量によって血圧に差はないというデータが出ています**55。

日本で行われた研究では男性では1日に平均8.7gの塩分を摂っていた人たちと平均23・5g摂っていた人の血圧の差は収縮期血圧、上の血圧で4.3mmHgでした。女性では平均7.6gの塩分を毎日摂っている人と平均20・2g摂っている人の血圧に差はありませんでした56。

先ほど出ていた1gで1mmHgと矛盾します。この研究では塩分の摂取が多い人では野菜や果物、豆類、海産物の摂取が多く、塩分の摂取が少ないと肉や乳製品の摂取が多い食生活の傾向がありました。また米国で行われた研究では、ナトリウムの摂取量ではなく、カリウムやマグネシウムの摂取量が高いことが心血管系の病気を減らすと出ています57。これは野菜や果物、豆類の摂取が多いということです。これらの研究から、減塩よりも食習慣の重要性が読みとれます。高血圧予防のために塩分制限した人としなかった人を20年追跡した研究では、総死亡率に有意な差が出ませんでした。

また塩分の摂取が少ないと健康寿命が縮まるというデータも出ています[58]。**これらをまとめると、質のよい天然塩を適量摂る、それ以上に積極的な減塩よりはカリウムやマグネシウム、食物繊維を多く含む野菜や果物の摂取が高血圧対策には効果的となります。**ミネラルを含んだ天然塩はスーパーなどで簡単に手に入ります。塩化ナトリウム含有率90％前後のものを目安にぜひ試してみてください。

◉深呼吸の効果

少し変わった趣向を見てみると深呼吸で血圧が下がります。

治療抵抗性の高血圧の人（治療抵抗性の高血圧とは薬を何種類か使っても下がらない人をいう）を対象に定期的に深呼吸を行うことで血圧が下がったという研究があります[59]。この研究では装置を使った呼吸法を行っていますが、忙しくて運動は難しいという人でも、深呼吸ならすぐに取り組めます。

息を吸ったり吐いたりは肺の働きです。人が制御できる数少ない臓器が肺です。心臓の心拍数を上げたり下げたり、肝臓の働きを上げたり下げたり、胃の働きを動かしたり止めたりはできません。

呼吸という肺の動きを調整することでほかの臓器にも作用をもたらすことができるとされています。肺の働きをよくすると自律神経の影響などで腎臓の働きもよくなります。腎臓には血圧を調整する作用があるため、血圧が下がるのです。

また心臓の動きと肺の働きにも関連があります。息を大きく吸ったときには心臓に戻ってくる血液の量が増えます。息を吐いているときには減ります。この周期が自律神経の働きに影響を与えるといわれています。前述したように、自律神経には交感神経と副交感神経があり、交感神経は緊張しているときに働きが強くなり、血圧が上がります。反対に副交感神経はリラックスしているときに働き、血圧を下げます。**よく緊張しているときに深呼吸しろといわれますが、それは深呼吸することで副交感神経を刺激して緊張をほぐすためです。同時に血圧も下がります。このことで腎臓を保護します。こんな簡単な血圧の下げ方はありませんね。**

⑥⓪水分摂取による血圧・体温の変化

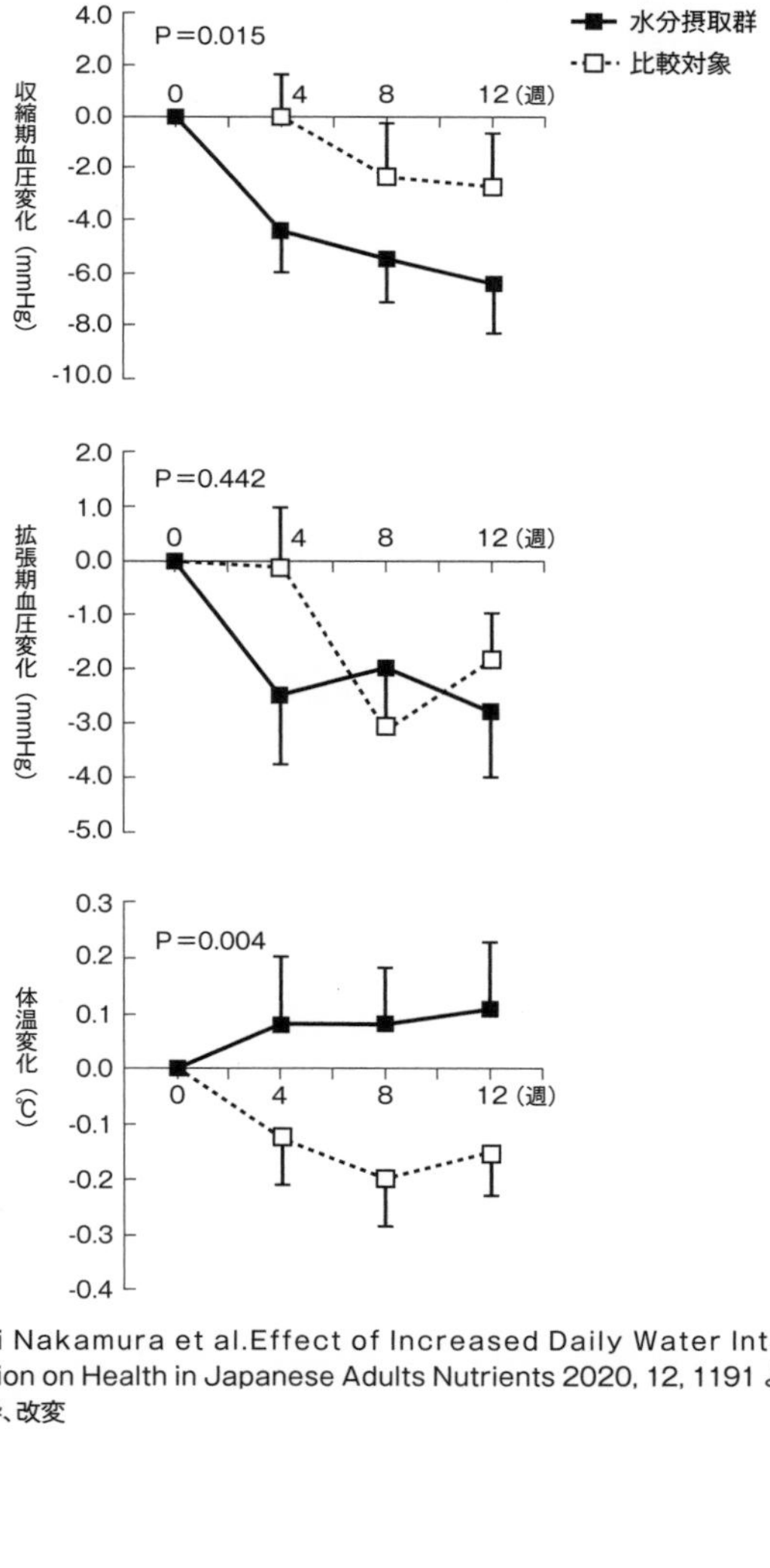

⑥⓪Yumi Nakamura et al.Effect of Increased Daily Water Intake and Hydration on Health in Japanese Adults Nutrients 2020, 12, 1191 より引用し、一部抜粋、改変

◉水の効果

水を飲むという方法も効果的です。いまの多くの人は脱水傾向にありますが、水を寝る前と起きた後に２００㎖ずつ飲むだけで血圧が下がるという研究があります。水を飲むだけで血圧が下がるなんて不思議だと思われるでしょうが、この研究はお茶でもコーヒーでもなく水です。お茶やコーヒーには利尿作用があっておしっこの量が増えます。そうすると水分を取っているのに体内に水が残らないのです。冷たいのが嫌なら白湯でもよいのですが、コーヒー、紅茶、ハーブティーなどよりも、血圧を下げる効果があるのは水です[60]。

◉高血圧に遺伝の影響は少ない

これまで色々な血圧を下げる方法や動脈硬化を防ぐ方法をご紹介しました。

しかし、世の中には「高血圧は遺伝だ」といってあきらめる人が多くいます。親の血圧が高かったからとか、親も心筋梗塞とか脳梗塞だったからと。たしかに遺伝的要素もありますが、前述したように、その影響はそれほど大きいわけではありません。

遺伝子の働きを変えるエピジェネティクスという作用があります。遺伝子はタンパク質をつくる情報です。その情報が使われるかどうかはその遺伝子が入っている細胞の置かれている環境によって決まるということがエピジェネティクスです。たとえば、遺伝子をレコードやCDだとします。曲が遺伝子情報です。曲を聞くにはその曲を選んで再生しなければいけません。どんなに聞きたい曲があってもレコードやCDだけでは聞くことができないように、再生機器を用意して選曲をしなければいけません。ここでの再生機器とは体内環境です。

人の遺伝子はすべての細胞に共通するといわれています。皮膚の細胞も目の細胞も神経の細胞も同じ情報が書き込まれていて、そこから必要な情報だけを取り出しています。全部の曲をかけたり、ランダム再生したら大変ですね。神経に目の成分ができたり、皮膚から胃酸が出てきたら困ってしまいます。

つまり身体にとって望ましくない遺伝子が再生されないようにするのと、反対に身体にとって望ましい遺伝子が再生されやすい体内環境を作ってあげることで遺伝子の働きを変えることができる。それがエピジェネティクスです。生活習慣の改善によって遺伝子の作用は変えることができるため、「遺伝が」といってあきらめてしまうことはありません。

◉遺伝子リスクは小さいというデータ

では実際に、遺伝子にはどれくらい影響があるかを見てみましょう。

遺伝的リスクが高い人と低い人を生活習慣の状況で分けて約19年間観察をして、どの程度心筋梗塞を起こしたか、どの程度石灰化（動脈硬化）を起こしているかの3つの研究を含んだ論文です。

遺伝的リスクは、遺伝子の変異があるかどうかを調べて決められています。つまり、動脈硬化を起こしやすい遺伝子がどの程度あるかです[61]。

61生活習慣と遺伝リスク別の10年間心血管疾患発生率

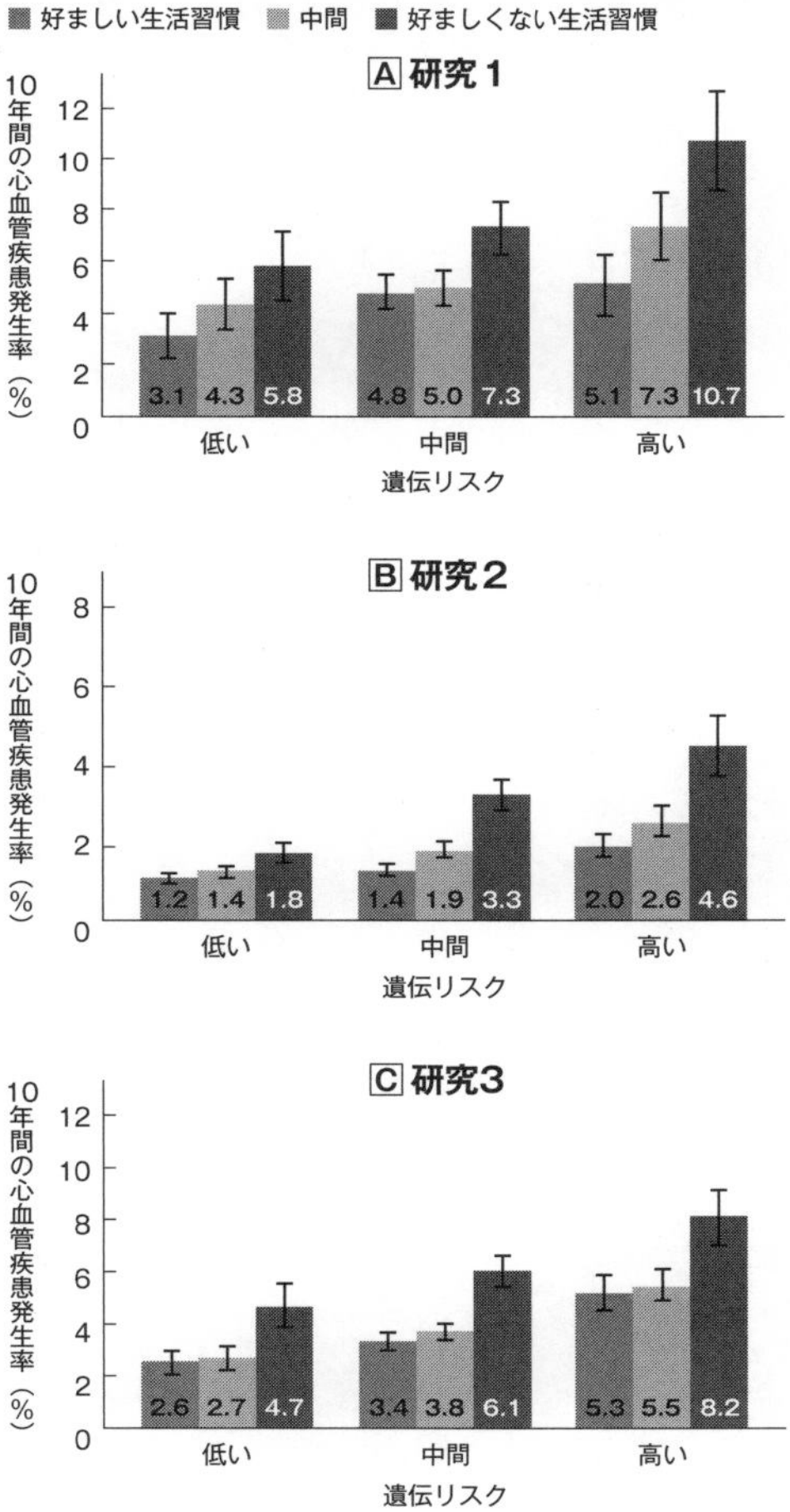

61Khera AV, Emdin CA, Drake I, Natarajan P, Bick AG, Cook NR, et al. Genetic risk, adherence to a healthy lifestyle, and coronary disease. N Engl J Med. 2016;375(24):2349-2358. doi: 10.1056/NEJMoa1605086. より引用し、一部抜粋、改変

実際に心血管疾患を起こした率を見ると、遺伝的リスクが高い人は低い人に比べるとたしかに高いことが見て取れます。**しかし遺伝的リスクが高くてもよい生活習慣に変えると、リスクが低くて悪い生活習慣の人より発症率が低くなります。遺伝の影響を生活習慣が凌駕しているのです。**

遺伝的リスクをなくすことはできませんが、生活習慣は変えられます。それで遺伝的リスクを覆すことができるのです。

では、よい生活習慣とは何でしょうか？　この研究ではタバコを吸わない、BMI30以下にする、週1日以上に30分以上早足以上の運動をする、よい食生活にする、アルコールを程々に摂取する、がよい生活習慣だとされています。よい食生活の項目は野菜、果物、精製されていない穀物、魚、低脂肪乳製品を増やし、精製されている穀物、肉、甘いジュース、トランス脂肪酸を減らす、です。トランス脂肪酸については後述しますが、食生活はすべてを守る必要はなく、半分以上できているとよいという判断になります。

運動と食事については私からすると甘い基準です。先ほどのベジタリアンの基準に比べると明らかに違いますね。それぞれの危険率の低下を見てみると、禁煙で０・56倍に低下、ＢＭＩ３０以下で０・66倍、運動で０・88倍、食生活で０・91倍となっています。週に１度の運動、基準の甘い食事で１割ほども少なくなるのは、いかに生活習慣の改善が重要かということを証明しています。

この研究の中で一番生活習慣が望ましいとされたのは４つのうち３つ以上できた人、中間は２つ、望ましくないのはひとつ、もしくはひとつもしていないです。**タバコも肥満もなかった人は週に1度運動するだけで3つになってしまいます。それで、遺伝的要因が高かった人でも遺伝的要因が低い人と同じくらいのリスクに減少するのです。**

この研究では遺伝的リスク別に生活習慣の望ましさをさらに分けた分析もしています。

その結果を見ると遺伝的リスクの高い人は先ほどのよい生活習慣の３つを行うと、遺伝的リスクの低い人が生活習慣を何もしない人と同じくらいのリスクになります。これを遺伝的リスクの低い人が羨ましいと取るか、遺伝的リスクを生活習慣で変えられると取るかは各々の性格傾向によるでしょう。生活習慣の改善での下がり幅は遺伝的リスクの高い人のほうが大きいので、やりがいはあるかもしれません。

これで遺伝的要因が高くても生活習慣の改善で効果が期待できることと、そのことでリスクが半分以上減ることがわかったと思います。

また禁煙がもっともリスクを下げることがこの研究で認められました。

◉まだある生活習慣と心血管疾患についての研究

次にもう少し項目の多い研究によれば、生活習慣の改善によって心血管疾患が62%低下しています。男性での研究です[62]。

5つの項目を見ているのですが、タバコを吸わない、BMI25以下、運動習慣が週に6時間対それ以下、食事の傾向、アルコールの1日摂取量を分類しています。前のものより細かく分けています。

62-1 健康的なライフスタイルスコア

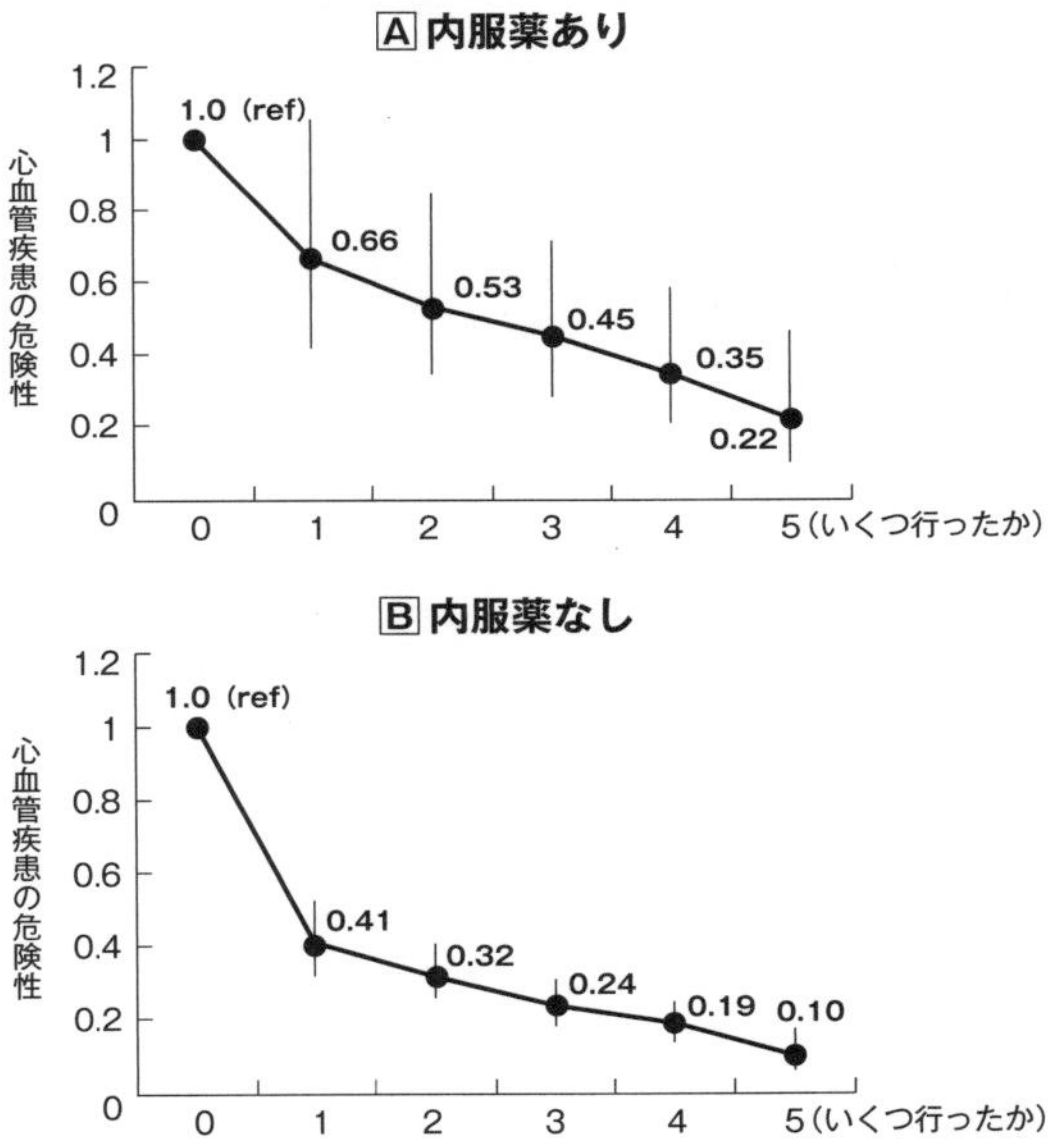

62-2 心血管疾患の危険性にライフスタイルの変化が与える影響

好ましいライフスタイルが	発症数比
2つ減る	1.48（1.15-1.88）
1つ減る	1.01（0.97-1.28）
変化なし	1.00（ref）
1つ増	0.91（0.79-1.05）
2つ増	0.73（0.57-0.93）
傾向統計	<0.0001

62 Chiuve S.E., Mccullough M.L., Sacks F.M., Rimm E.B. Healthy Lifestyle Factors in the Primary Prevention of Coronary Heart Disease Among Men. Circulation. 2006;114:160-167. doi: 10.1161/CIRCULATIONAHA.106.621417. より引用し、一部抜粋、改変

タバコは吸ったことがないのが一番ですが、禁煙すれば吸っている人よりは半分くらいのリスクになります。

ＢＭＩ２５は先ほどの30より厳しいですが、25未満と以上では危険率が0.7倍くらいになります。

運動を見てみると週に3.5〜6時間がもっともリスクが下がり、3.5時間以上の運動は未満と比べてリスクが７割くらいに、食事はダイエットスコアで42・４点以上で未満と比べてリスクが０・75倍に減ります。

アルコールの摂取量は５ｇから30ｇの人が一番リスクが低いです。５ｇはビールコップ１杯、30ｇは日本酒２合半くらいです。アルコールの代謝能力には個人差があるので人によって差があるかもしれませんが、この量だとリスクがほかと比べて０・77倍になっています。左党には朗報です。５ｇ以下では有意差が出ていますが、30ｇ以上との比較では有意差がないのです。体質にもよりますが、飲める人の適量のお酒はよい影響を与えるようです。しかし残念ながら多くの日本人はお酒に強くありません。そもそも飲み続けると血圧は下がるかもしれませんが、ほかの病気が出てきます。アルコールを代謝した過程で出てくるアセトアルデヒドに血圧を上げる作用があります。

アルコールの影響で肝機能障害が起きると、たとえ血圧が下がってもそちらのほうが怖い状況になります。血圧を下げるためにアルコールを飲みすぎるのはかえって悪い状況になるので気を付けましょう。

食事は、1回に

トランス脂肪酸の摂取量が総カロリーの中で4％以上から0.5％以下で4％以上だと0点、0.5％以下なら10点

脂質の中で多価不飽和脂肪酸の割合が0.1から1の間で0.1以下が0点、1が10点

魚と鶏：肉の割合が0から4の間で0だと0点、4以上だと10点、ベジタリアンは10点

果物を食べた量が0から4皿、0皿だと0点、4皿以上だと10点

野菜を食べた量が0から5皿、0皿だと0点、5皿以上だと10点

穀物の繊維が0から15gで0gだと0点、15g以上だと10点
植物性タンパク質の量が0か1皿以上で0だと0点、1皿以上で10点
マルチミネラルビタミンを5年以上飲んでいて過体重になっていないと7.5点、過体重になっていると2.5点
最低が2.5点、最高が77・5点です。この得点が42・4点以上と以下を比べると以上だとリスクが0・75倍になります。

最低点2.5点は野菜も果物も食べずに、白いパンと肉ばっかり食べてトランス脂肪酸の多いファーストフードを食べ続けるような生活でしょう。

肉の少ない日本人の食事をしていれば50点以上はそう難しいことではありません。朝昼夕にできるだけ野菜と果物を食べ、納豆か豆腐を食べ、肉を食べずに魚を1日に1回。さつまいもやそばを食べて、トランス脂肪酸の入っているパンや菓子、ファーストフードを食べない。

この5つの好ましい生活習慣をしていると、何もしない人に比べて心血管疾患の

危険率が0.1～0.22倍になります。そして薬を飲んでいる人と飲んでいない人を比べると、飲んでいない人のほうが低下率が半分になります。薬を飲むよりリスクが下がりますし、同じ生活習慣をするなら薬を飲んでいないほうがよいことになります。

タバコは頑張って止めなければいけませんが、あとは望ましい食事をしていると体重は下がってきます。アルコールを飲みたい人は、適量飲む。運動は1日に30分くらい早足で歩くようにする。

そんなに難しいことではないのではないでしょうか？　お金もかかりません。

この研究では反対に生活習慣が悪くなるとどうなるかも調べています。その結果、5つの生活習慣のうち2つが増えてしまうと心血管疾患のリスクが1・48倍になるとされています。

◉危ないトランス脂肪酸

前述しましたが、トランス脂肪酸はよくないといわれています。トランス脂肪酸とはシス型の二重結合がトランス型に変わってしまった脂肪酸です。油を200度以上で調理すると植物性でも動物性でもできてしまいます。これは高温になればなるほどトランス脂肪酸に変わる比率が高くなります。また牛のような反芻動物の消化管内でつくられる天然のトランス脂肪酸もあります。

このようにトランス脂肪酸は天然のものにも含まれるのですが、特に問題になるのは植物性の脂を人工的に処理することでつくられるトランス脂肪酸です。これはさまざまな名前で使われています。マーガリン、ショートニング、ファストスプレッドなどはすべてトランス脂肪酸です。パンや洋菓子の多くに含まれていますし、揚げものやカップラーメンにも使われています。使うと食感がよくなるようです。私がショックだったのは南部せんべいにも使われている製品があったことです。

人工的につくられたトランス脂肪酸は近年、動脈硬化の原因になるといわれ、海外では北アメリカやヨーロッパを中心に、規制する国が増えてきています。米国では、マクドナルドがトランス脂肪酸を使った商品を売っているせいで心筋梗塞になったと訴えられ負けた話が有名です。

そのほか糖尿病やアレルギー、炎症や血管内皮障害にも関わるのではないかといわれていますし、慢性的な痛みにも関わると考えられます[63]。**またトランス脂肪酸の摂取量が多ければ多いほど、死亡率が高くなるというデータも出ています**[64]。

日本でも、トランス脂肪酸を使わない会社がちらほらと出ていますが、まだまだです。日本がトランス脂肪酸の規制をしない理由は、日本人の平均摂取量が欧米に比べると低く健康問題が出ないと厚生労働省がいっているからなのですが、これはあくまで平均の数字にすぎません。トランス脂肪酸がよくないと知って食べないようにしている人もいますし、食べものの嗜好の問題でたくさん摂りすぎている人もいます。害を知らずに大量に摂っている人は相当数います。平均だけ見て、日本人には影響ないとするのは少し問題があると思いませんか。先に塩分摂取量で平均と多く摂っている人の間に大きな差があったことがよい例です。

高温で調理をするとトランス脂肪酸ができますから、揚げものが好きな人はトランス脂肪酸を摂る量が多くなります。ほかにも、小麦からつくられたパンや麺にも含まれますが、コメには含まれていません。同じ日本人でも洋食の多い人と和食の多い人ではまったく摂取量が違う可能性があるので、自分で食べているものを考えてみるのと、食べている加工食品の成分表示を確認するようにしましょう。

牛など反芻動物の肉や乳に含まれる天然のトランス脂肪酸は健康に害がないというデータもあります。しかし、人工ほどではないが悪影響があるというデータも出ています。いまはまだ研究途中の段階です。

私は天然のトランス脂肪酸を摂ることは動物性の食品を多く摂ることにつながり、植物性でも後に出てくるオメガ6脂肪酸を多く摂ることにつながるので、害がないからといって積極的に摂る必要はないと考えています。

◉オメガ3とオメガ6の関係

多価不飽和脂肪酸の摂取割合も重要です。

飽和脂肪酸やオメガ3とかオメガ6という脂の種類を聞いたことがある方が多い

と思います。オメガ3やオメガ6は多価不飽和脂肪酸という油の種類に分類され、人体に必要な必須脂肪酸です。青魚にオメガ3が多いとかいわれますね。

飽和脂肪酸と不飽和脂肪酸の違いを簡単に説明すると、二重結合があるかないかという構造上の違いです。この二重結合があると不飽和脂肪酸、二重結合の数が多くなると多価不飽和脂肪酸と呼ばれます。不飽和脂肪酸は飽和脂肪酸に比べると不安定で酸化を起こしやすくなります。先ほどのトランス脂肪酸は、不飽和脂肪酸に水素を添加することで飽和脂肪酸と同じく酸化しないように合成したものです。

そう考えると飽和脂肪酸のほうがよいように聞こえますが、実際には飽和脂肪酸の摂取量が多すぎると動脈硬化を起こしやすくなるとされています。酸化しにくい脂肪酸だからといってたくさん摂ってよいとはいえません。

飽和脂肪酸は体内で合成できるのですが、オメガ3とオメガ6は合成できないので食べものから摂る必要があります。これらは体内で局所ホルモンといわれる物質の原料になります。大雑把にですがオメガ3は炎症を抑えるように、オメガ6は炎症を強くするように働きます。両方とも必要なのですが、体内のオメガ3とオメガ

6の比率がどうかによって炎症が起きやすいか、そうではないかが変わってきます。

この摂取比率が動脈硬化を起こしやすいか否かの指標になります。オメガ3が多いと動脈硬化が起こりにくく、オメガ6が多いと起こりやすく、またこの摂取比率が心血管疾患や認知症にも関わるといわれています。これに関わるデータで興味深いのは国によって比率がまったく違うことです。

日本をはじめ、魚を多く食べる国ではオメガ3の血液中の比率が高いのですが、北米や欧州の国によっては日本とは比べものにならないくらい低いところがあります[65]。

この差には食生活が強く影響しています。オメガ3の脂肪酸は主に植物の葉や植物性プランクトンに含まれますが、オメガ6は穀物や豆に含まれます。海藻や植物性プランクトンを食べる魚はオメガ3が多くなり、反対に穀物や豆を食べさせた家畜はオメガ6が多くなります。ですから、それらを食べた人間にも同じように作用します。

⑮国別血清オメガ3の割合

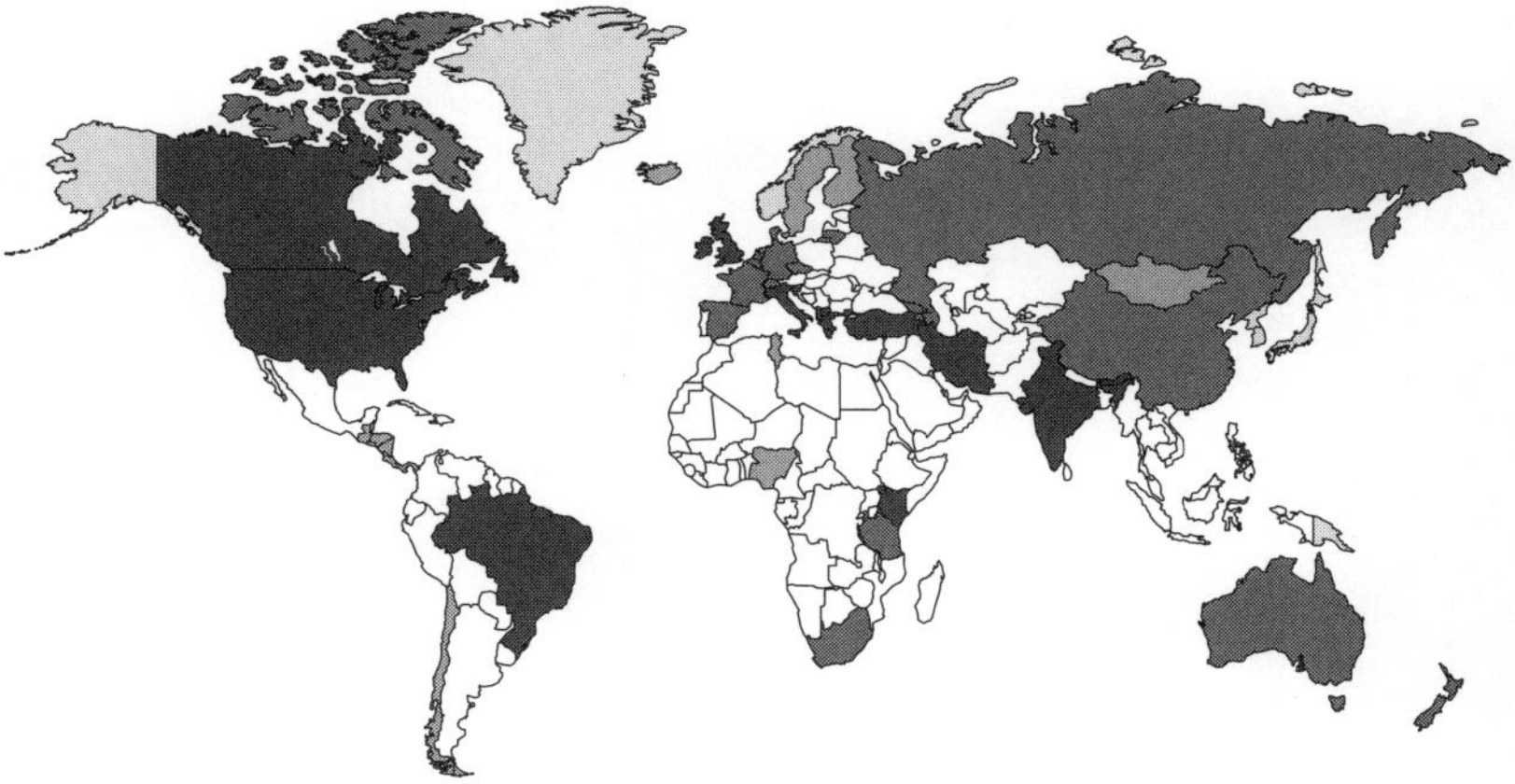

国別血清オメガ3の割合
≦4％　4-6%
6-8%　>8%

⑮Hathaway D, Pandav K, Patel M, Riva-Moscoso A, Singh BM, Patel A, Min ZC, Singh-Makkar S, Sana MK, Sanchez-Dopazo R, Desir R, Fahem MMM, Manella S, Rodriguez I, Alvarez A, Abreu R. Omega 3 Fatty Acids and COVID-19: A Comprehensive Review. Infect Chemother. 2020 Dec;52(4):478-495. doi: 10.3947/ic.2020.52.4.478. PMID: 33377319; PMCID: PMC7779984.　より引用し一部改変

オメガ6が多くオメガ3が少ないと動脈硬化が起きやすくなったり、認知症を起こしやすくなります。アレルギーにも関わるといわれ、オメガ3の摂取量が多くオメガ6が少なくなると体内も変わり長期的に体調がよくなります。また総死亡数もオメガ3が多いと減ります[66]。

現代人、特に日本で洋食といわれる食事が多い人はオメガ6の摂取量が多くなります。先ほどの他国との比較では日本はまだオメガ3の体内比率が多いのですが、年々下がってきているので注意が必要です[67]。**トランス脂肪酸は減らし、オメガ3を増やすことが動脈硬化予防には大切です。**

◉カルシウムとリンと血圧

カルシウムと聞くと骨を想像すると思いますが、実は血圧にも関わっています。カルシウムの摂取量が少なかったり、リンの摂取量が多いと副甲状腺ホルモンというホルモンが出ます[68]。このホルモンが多いと血圧が高くなりやすく[69]、動脈硬化

㊼性・年齢群別の血清脂肪酸構成比率

		男性(n=1,070)						
		40-49 (n=241)	50-59 (n=268)	60-69 (n=262)	70-79 (n=243)	80-88 (n=56)	群間差 P	傾向性の検定 P
n-3系多価不飽和脂肪酸	(wt%)	8.08±2.24	9.52±2.80	10.81±3.20	10.38±2.72	10.70±3.00	<0.01	<0.01
α-リノレン酸	C18:3n-3	0.81±0.25	0.89±0.28	0.85±0.25	0.92±0.28	0.94±0.27	<0.01	<0.01
EPA	C20:5n-3	1.94±1.02	2.55±1.41	3.12±1.65	2.78±1.34	2.97±1.54	<0.01	<0.01
DHA	C22:6n-3	4.67±1.22	5.36±1.39	6.05±1.63	5.89±1.43	5.96±1.46	<0.01	<0.01
n-6系多価不飽和脂肪酸	(wt%)	37.68±4.07	36.19±4.38	35.11±4.38	34.82±4.38	34.67±3.90	<0.01	<0.01
リノール酸	C18:2n-6	29.82±3.98	28.94±4.11	27.96±4.27	27.94±4.16	27.64±3.92	<0.01	<0.01
		女性(n=1,098)						
		40-49 (n=263)	50-59 (n=259)	60-69 (n=261)	70-79 (n=245)	80-87 (n=70)	群間差 P	傾向性の検定 P
n-3系多価不飽和脂肪酸	(wt%)	7.81±2.02	9.41±2.42	10.14±2.34	10.54±2.74	9.84±2.65	<0.01	<0.01
α-リノレン酸	C18:3n-3	0.75±0.19	0.80±0.20	0.89±0.35	0.91±0.24	0.87±0.24	<0.01	<0.01
EPA	C20:5n-3	1.73±0.97	2.52±1.32	2.65±1.23	2.75±1.40	2.43±1.26	<0.01	<0.01
DHA	C22:6n-3	4.72±1.08	5.39±1.16	5.85±1.20	6.10±1.38	5.76±1.56	<0.01	<0.01
n-6系多価不飽和脂肪酸	(wt%)	40.05±3.28	38.27±3.74	36.69±3.70	35.30±3.72	34.94±3.73	<0.01	<0.01
リノール酸	C18:2n-6	32.09±3.28	30.58±3.72	29.14±3.79	27.90±3.68	27.81±3.83	<0.01	<0.01

㊼大塚 礼　等 地域在住中高年男女における性・年齢群別の血清脂肪酸構成比率　日本栄養・食糧学会誌(0287-3516)66巻3号 Page147-153(2013.06)　2013328171, DOI:10.4327/jsnfs.66.147 より引用し、一部抜粋

を起こしやすくします[70]。食事中のカルシウムの比率がリンに比べて高いとこのホルモンは過剰になりません。

リンが多い食品と聞くと何を思い浮かべるでしょうか？

リンは、細胞の中でエネルギーとして使われるアデノシン三リン酸（ＡＴＰ）に含まれているので、植物にも動物にも存在します。筋肉に多く、種子にも多いという特徴があります。

リンでこんにち問題になるのは、食品添加物として使われるリン酸塩です[71]。保存料として使われるので多くの加工食品に使われています。

ハムやベーコンなどの加工肉やかまぼこや練りもの、漬けもの、弁当や惣菜にも使われ、冷凍食品にも使われています。これらの食品はリンが過多になっているのです。

こう見てみると食品添加物として使われるリン酸が日常的にたくさん口に入り、身体に悪影響を及ぼしているのが想像できるのではないでしょうか。

しかし、野菜にも注意が必要です。肥料としてリンをたくさん使うと作物が大きくなりますが、その結果、リンたっぷりの野菜ができるのです。この数十年の農産物に含まれるカルシウムとリンの推移を見るとカルシウムが減って、リンが増えているのが見て取れます。

私は無農薬・無肥料の野菜か、もしくは旬の野菜を選ぶようにしています。旬の作物は肥料が少なくても育つからです。

野菜を食べるとカリウムやマグネシウムが豊富に摂れますが、このリンとカルシウムの問題もあるのです。無農薬・無肥料野菜が入手しづらい場合は、できるだけ旬の野菜を選ぶようにするとより動脈硬化の予防・改善につながります。

◉ビタミンDと血圧

このカルシウムとリンにビタミンDも関わります。

ビタミンDは骨を丈夫にするといわれていますが、血圧や動脈硬化にも関わっています。それだけではなく全身のさまざまな部位に関わり、ビタミンというよりホルモンといったほうがよいのではないかともいわれています。

ビタミンDは体内で合成できます。コレステロールが原料となり、紫外線が皮膚にあたることにより体内でつくられるのです。

このビタミンDには肝臓で代謝されたものと、腎臓で代謝されたものがあるのですが、前述した副甲状腺ホルモンが増えると、腎臓で代謝されたものが増えすぎてしまいます。

腎臓で代謝されたビタミンDの比率が高くなると動脈硬化を起こしやすくなります。では低めがよいのかというと、ビタミンD全体の血中濃度が低いと全死亡率は上がってしまいます❼❷。さらに厄介なことに、身体全体のビタミンD濃度が低くなると腎臓で代謝されたビタミンDの比率が高くなってしまうのです。

肝臓で代謝されたビタミンDは20ng／mℓ以下が欠乏、30ng／mℓ以下が不足とされていますが、理想値は50～70ng／mℓとされています。

ビタミンDが厄介なのは、増えすぎても足りなくても動脈硬化が起こりやすくなることです❼❸。ビタミンDにはカルシウムの血中濃度を調節する働きがあります。

血液中のカルシウム濃度が高くなるとよけいなところにカルシウムがくっつき、異所性の石灰化を起こします。動脈硬化はそのひとつです。

ビタミンDは身体には必須のビタミンですが、最近のデータでは、現代の大多数の人はビタミンDが不足しています[74]。

特に厳格な菜食主義者では少なくなりやすく、特に冬に減ります[75]。

なぜなら、ビタミンDは動物性食品のほうが含有量が多いのと、冬に太陽光が弱くなると体内でつくられる量も減るからです。冬季うつもビタミンD不足が関わるとされています。

植物性でビタミンDを摂ることができる食品は干し椎茸や乾燥キクラゲです。ビタミンDの前駆体がキノコに太陽があたることでつくられるからです。

リンが少なく、カルシウムの多い葉物野菜を食べること、乾燥キクラゲや干し椎茸を食べること。ほかには鰯や鮭、にしんといった魚にもビタミンDが多く含まれています。そして日によくあたること。これらが血圧や動脈硬化だけではなく健康にとって必要なことです。

◉変化した日本人の食生活

さて、ここで少し現代の日本人が何を食べているのか考えてみようと思います。

日本人のよい食事は一汁三菜といわれます。菜はこの場合、野菜のことです。現代のよく食べられている家庭料理を調査したデータを見ると一汁三菜とはかけ離れ、ハンバーグ、唐揚げ、カレー、餃子、コロッケと肉やオメガ6の油が多いものばかりです。それに加え、共働きの世帯が増え加工食品の摂取量が増えています。

このような状況下で、日本では慢性病が増えています。寿命は伸びているけれども病人は増え続けているのです。

戦後、日本人の寿命が延びた理由は大東亜戦争前からの死因統計を見てみると結核や肺炎、腸炎といった感染症が減ったことです。感染症で若いときに亡くなる人が減ったので平均寿命が延びました。先日、患者さんと話をしていてお墓の話になり、先祖が何才くらいで亡くなっていたかを見たら、乳幼児期に亡くなっているか

⑯日本人の食事と糖尿病患者数の変化

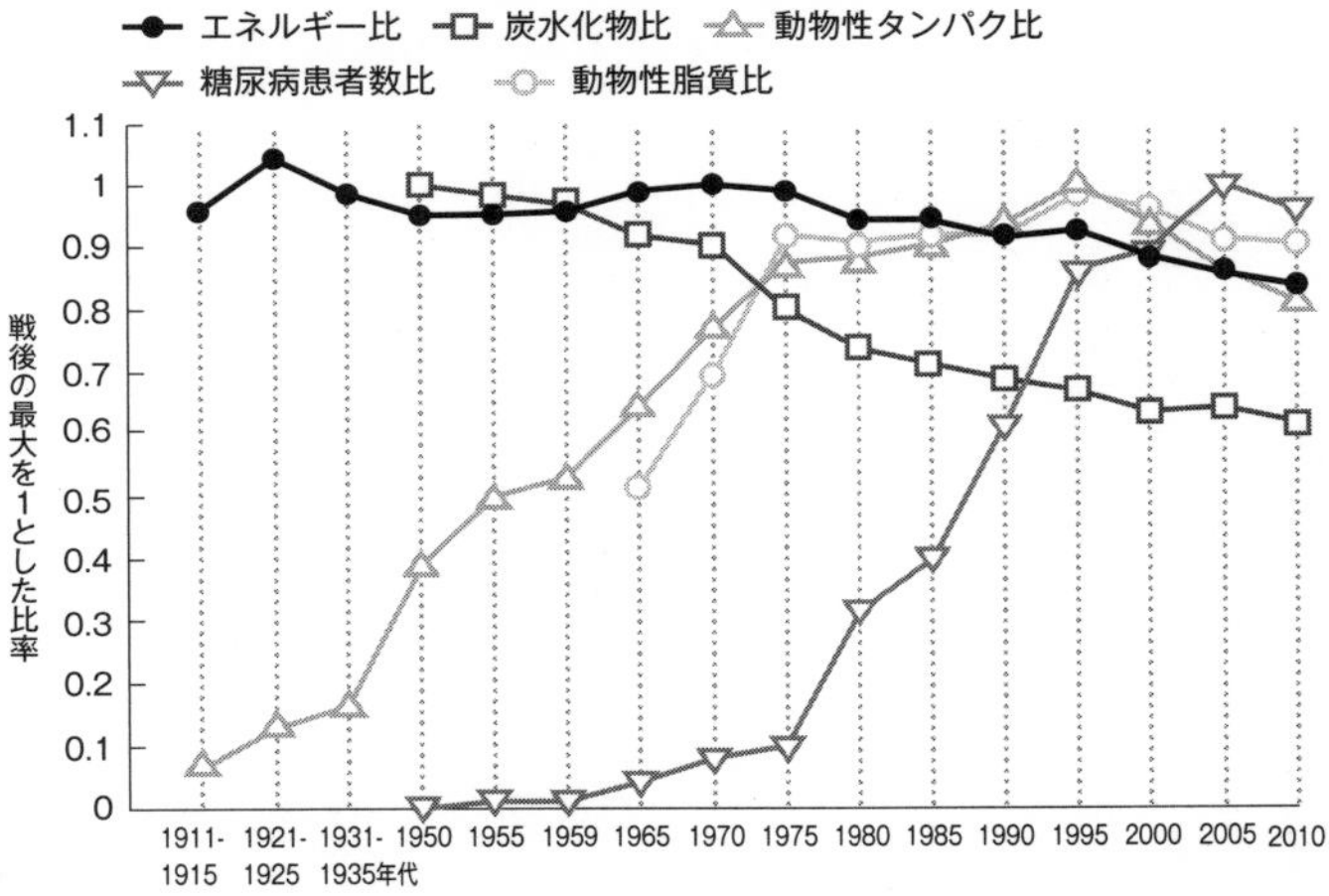

80歳前後まで生きていた人がほとんどだったと聞きました。よく、昔は平均寿命40歳だったといいますが、実際には昔の人が40代で死んでいたのではなく、短命の人と長命の人の平均をとったら40才だったということです。

脳血管疾患の種類が変化してきたと前述しましたが、脳血管疾患で亡くなる人も減ってきています。脳出血が減り脳梗塞が増えたのと同時に、死亡者も減っています。これも寿命が延びた理由のひとつでしょう。これはビタミンB12不足が補われたためと考えられます。食環境の変化により動物性タンパク質を摂取する人が増えたことと、冬の間でも野菜が食べられるようになったことがよい結果になったと思われます。

代わりに増えているのはがんや心血管疾患です。糖尿病の患者数などは爆発的に増えています。

その原因を探るために、国民栄養調査で日本人が食べているものの変化を調べてみたのですが㊻、減っているのは総カロリー、炭水化物と植物性タンパク質と食物繊維の摂取量です。増えているのは動物性タンパク質と脂質全体、動物性脂質の摂

取量です。この変化が死因に影響を与えているのは間違いありません。よく炭水化物が糖尿病の原因といわれますが、ならば糖尿病は減るはずです。カロリー制限をしましょうといわれますが、実は摂取カロリーも減っています。全体的に動物性タンパク質の摂取量が増えて糖尿病が増える、同じようにアレルギーやがんも増えています。

これまで見てきた食事に関する研究では、動物性タンパク質を減らして植物性タンパク質を増やす、食物繊維を増やす（精製されていない穀物や野菜、果物）が基本でしたね。心血管疾患でも総死亡者数でもがんでも同様です。日本ではこの逆をいってしまいました。ここまで読まれてきた人ならそれがわかるかと思います。

◉血圧を下げる食生活の改善は認知症リスクも減らす

これから日本で心配されている病気のひとつは認知症です。高齢化で認知症患者が増えて医療、介護が破綻するのではないかといわれています。

先ほどオメガ3と認知症の関わりに触れましたが、これから高齢者の中心となる団塊の世代は動物性脂質やタンパク質を多く摂ってきた世代です。日本で行われた研究で年齢が下がるとともに血中のオメガ3が減り、オメガ6が増えるというデータが出ています。これは年齢のためか食事のためかはわかりませんが、50代の人のオメガ3が低いというのはよいことではありません（P163図67参照）。

高血圧と認知症の関連を見てみると、中年期の高血圧は将来の認知症のリスクを上げますが、高齢者の高血圧と認知症の関連は明らかではなく、血圧を下げたほうが認知機能が下がる可能性があるともいわれています77。

1日に1皿以上葉っぱを食べると認知症の危険性が下がるという研究もあります78。

認知症は脳の糖尿病ではともいわれています。

台湾で行われた研究によると、中年期の野菜や果物の摂取量を上げて動物性食品の摂取量を減らすと認知症のリスクを下げられるそうです。危険性が0.8倍前後まで

⑱葉物野菜をたくさん食べている人たちと
一番食べていない人たちの認知機能の低下具合の違い

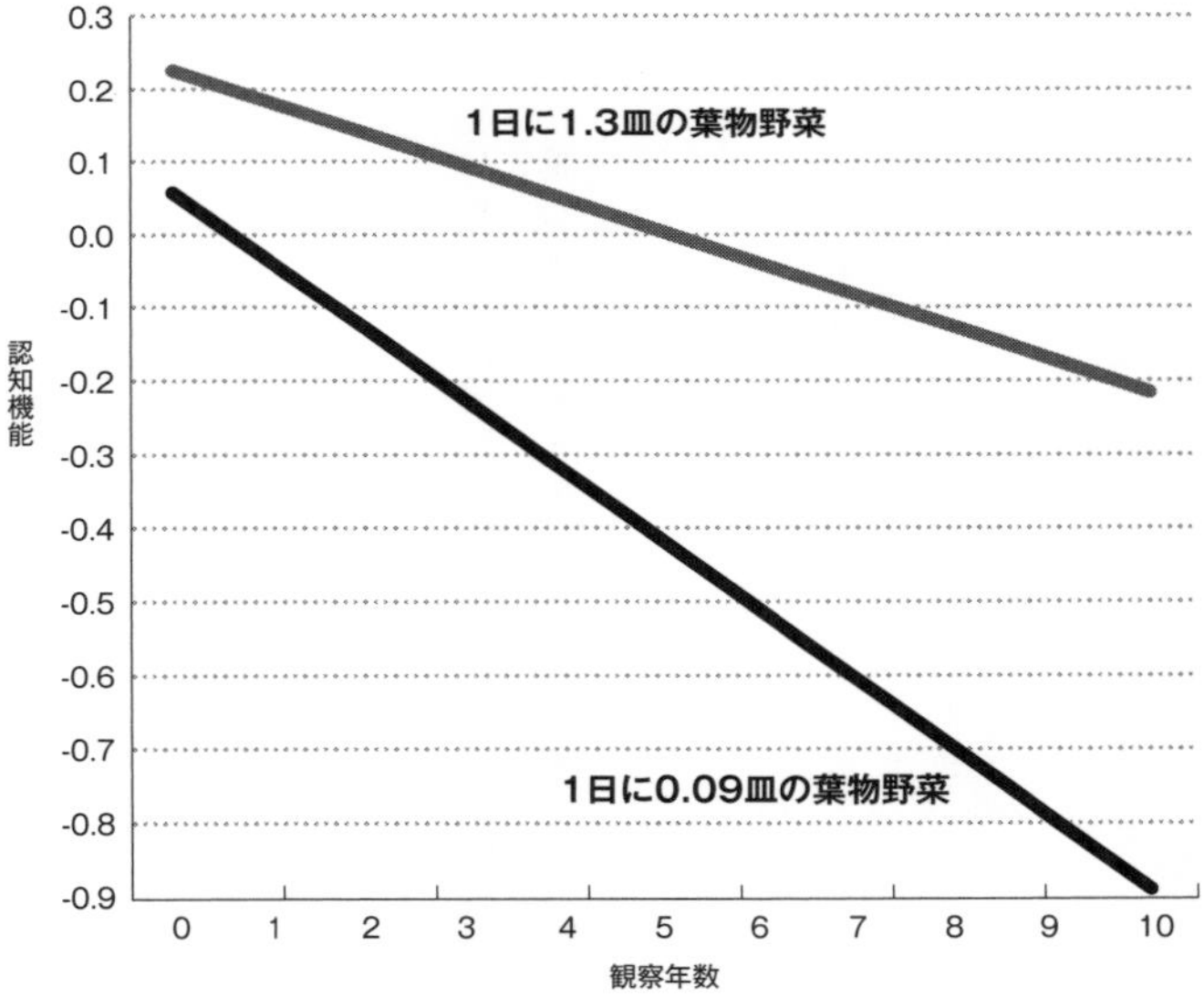

⑱Morris M. C., Wang Y., Barnes L. L., Bennett D. A., Dawson-Hughes B., Booth S. L. (2018). Nutrients and bioactives in green leafy vegetables and cognitive decline: prospective study. Neurology 90 e214-e222.　より引用し、一部改変、抜粋

下がります。

認知症の遺伝的要因と生活習慣に関する研究を見てみると、心血管疾患同様にリスクを下げることができます[79]。遺伝的要因があっても生活習慣をよくすることで発症予防ができるのです。

この場合も、改善すべきはタバコと運動、食事、アルコールです。

つまり、高血圧、糖尿病、心血管疾患、脳卒中、がん、認知症はすべて生活習慣病なのです。遺伝的要素も関わりますが、それも前述したように生活習慣でリスクを下げることができます。

◉生活習慣の改善が経済的利益を生む

海外での研究では、血圧を下げるための生活指導には1人あたり数百ドルかかるといわれています[80]。

しかし、数万円かかったとしても、生活指導によって血圧が高くなる原因を取り除き、起こりうる病気を予防することで減る医療費を考えると安いと思えるのです。数万円で300万円の医療費を減らせます。さらに心筋梗塞や脳梗塞になると倍以上のお金がかかりますが、そのコストを払わなくてもよくなるのです。これは本人にとって経済的に有益ですが、医療業界にとっては不利益です。

生活習慣の見直しを自分でされる人もいます。いまはインターネットで色々な情報に触れることもできますし、本も出版されています。そういった形で学べば、数千円未満の費用で改善ができてしまいます。

私のクリニックにも、高血圧や動脈硬化が理由で受診される方がいます。多くの場合は生活指導とファスティングで改善しています。動脈硬化は生活習慣の見直しでよくなります。

私が参加した、アメリカで行われているプラントベースニュートリションヘルスカンファランスでは、心筋梗塞を起こした人が食事と運動だけで、薬なしで冠動脈の狭窄がなくなっている症例が何例も紹介されました。がんや慢性関節リウマチのような病気も治っているのです。

このカンファランスではビーガンを推奨しています。動物性タンパク質は一切摂らず、塩も油も摂らないという食事です。期間中3食出るのですが、すべてその食事です。ここまで徹底するのは、それほど自覚症状がない人には厳しいかもしれません。**私は、治療中は厳しい食生活をし、その後は少し緩めてもよいのではと考えています。これまでのデータにあったように、完全でなくても病気予防になるのです。**あとは本人がどのように生きたいのか、決定権があるのは医者ではなく本人です。

私は普段はなんちゃってベジタリアンです。塩も油も使いますが、基本的に肉や魚、卵、乳製品、砂糖を食べないように心がけている程度です。それでも効果はあると考えています。

◉和食中心の食生活に

よくベジタリアンになると食べるものがないといわれます。たしかに外食ではかなり選択肢が限られます。いまの外食は肉か魚に炭水化物、少し野菜が王道です。

定食屋のメニューはどれを見てもそうですね。中華は少し野菜が入りますが、基本は同じ。洋食もメインは肉か魚、前菜も野菜は付け合わせです。ファーストフードになるとほぼ炭水化物、肉で終わりです。先ほどから見てきた望ましい食事の反対です。野菜や果物が少なく、精製された炭水化物に肉、油です。

もし外食するときには、和食のそば定食などをお勧めします。私は、和食はベジタリアンと非常に相性がよいと考えています。和食には豆腐や納豆といった植物性タンパク質に植物性の発酵食品が豊富です。発酵したものは風味が強く、動物性タンパク質がなくとも味を引き締めます。完全なベジタリアンは日本人にはあまりいなかったでしょうが、動物性タンパク質の摂取量が少ない人種だったとされています。だから和食は繊細なのではないかと思っています。

和食の弱点は、生の野菜を食べないこと、葉物野菜の量が少ないこと、砂糖や炭水化物が多くなりやすいことです。ご飯のお供とかこれで飯何杯食べられるなどとよくいわれますが、それは炭水化物が主食だからです。米はほかの穀類に比べるとタンパク質の含有量が多いので、その点では優れているのですが、これまで見てきたように野菜を少なく穀物が多くはよくありません。特に白いご飯信仰が日本人にはあると私は見ています。混ざりもののある米は貧しさと結びつくのでしょう。しかし精製された炭水化物も避けたほうがよい生活習慣です。

精製されていない米は玄米です。玄米は少し食べづらいですね。そうすると量をたくさん食べられなくなるので、摂りすぎを気にするリスクが下がります。うどんやそうめん、パスタ、ラーメンは精製された小麦で炭水化物なので減らしたほうがよい食べものです。蕎麦は田舎そばとか玄そばといわれるものが精製されていない炭水化物でお勧めです。ちなみに三温糖は色がついていても精製糖です。

和食は油をあまり使わない料理が多く、蒸したり茹でたり煮たりが多いです。トランス脂肪酸のところで説明したとおり、揚げたり焼いたり高温で調理をするとトランス脂肪酸が多くなります。また油が酸化を起こします。そして、加熱するときに使われる油の多くはオメガ6です。油をあまり使わず、揚げものの少ない和食をメインで食べることにより、体内に起きる炎症を防ぐことができるのです。

結論として野菜や果物を多くし、精製されていない炭水化物を摂るが量は少なく

し、小型の魚を少量摂取する和食は長寿食になると考えています。

◉長寿地域の生活習慣

『ブルーゾーン』という本があります。これは世界の長寿地域を周ってどんな生活習慣をしているのかを調査した本ですが、**これによると100歳以上の健康な人が多い地域の食事は野菜や果物が多く、あまり大きくない魚を週に数回食べ、精製されていない穀物を食べ、起伏の多い土地をよく歩くという共通点があると書かれています。**私は、乳製品はあまり勧めないのですが、発酵の進んでいないフレッシュチーズを食べる地域もあります。この場合のチーズは、その地域の伝統的な製法でつくられたチーズで、日本のスーパーで売られているようなプロセスチーズや商業ベースで作られたチーズではありません。

オリーブオイルは身体によいと聞くこともあると思います。実際に、地中海地域ではよく使われています。ブルーゾーンはオリーブオイルを多く使う地域もありますが、日本で見かける多くのオリーブオイルと彼らが使っているものは同じではありません。

日本のオリーブオイルの基準は世界基準と異なっていて、日本に基準のないエクストラバージンオリーブオイルの多くはニセモノといわれています。そして、世界でもエクストラバージンオリーブオイルとして売られているものには産地偽装や品質の悪いものが多いといわれています。そのため、地中海沿岸の長寿地域で使われているエクストラバージンオリーブオイルと、日本で売られているものは別物の可能性があります。

◉なぜ沖縄は長寿県ではなくなったのか？

いまの日本には便利さの前に屈してしまい、かつての長寿地域が長寿ではなくなった場所もあります。沖縄は以前、日本一の長寿県でしたがいまでは違います。

沖縄の長寿食は芋の多い食事だったようです。スパムやタコライスとは無縁な食事です。しかし戦後から、食生活が激変してしまった結果、日本一の長寿県の座から落ちてしまいました。

日本でも『ブルーゾーン』と同じような研究をした先生がいます。近藤正二先生です。『日本の長寿村短命村』という本を書かれています。この中で長寿村の特徴は80歳を超えても元気で仕事をしている人が多い、短命村では40歳を越えるとさまざまな病気が出てきて働けなくなるとされています。

それぞれの食事の特徴は白米が多く、大型の魚が多く、豆や黄緑色野菜をあまり食べないのが短命村。反対に白米ではなく色々と混ざったご飯を食べ、豆が多く、小さい魚を時折食べ、黄緑色野菜を食べる量が多いのが長寿村です。そして先ほどの『ブルーゾーン』と同様に、起伏のある土地をよく歩く地域が長寿村になりやすいと書かれています。

余談ですが、私がこの本の中で印象的だったのは、男性が短命で女性が長寿の村の話です。そのような村では肉や魚、白米が男性の食べるもの、野菜や豆は女が食べるものとされて、男女で食習慣が違ったようです。その結果、男女の寿命に差が出ました。これは男尊女卑の社会で女性が夫から早く逃れるためにつくられた習慣なのか、はたまた男性に貴重なものを食べさせたいという考えから出た習慣なのかわかりません。男性の皆さん、奥さんからどうぞといってどんどん肉や魚を食べさせられたら計画殺人かもと考えてみてください（笑）。

話を戻すと、**この短命村の特徴は動脈硬化と重なります。脳卒中であたって動けないとか狭心症ですぐに動けなくなるなどです。いまの一般的な日本人の食事は精製された炭水化物が多く、動物性タンパク質が多い。短命村の食事そのものです。これでは病気になるのは仕方ありません。**

◉血圧を下げる食品

動脈硬化の予防や血圧を下げる食事法について書いてきましたが、食品についても取り上げてみましょう。テレビや雑誌で血圧が下がると特集されている食材がありますが、それが効いたり効かなかったりする原因のひとつは生活習慣です。

生活習慣がよく、血圧が高くない人にはそのような食品の効果が出やすいですが、そもそも血圧が高くないので効果が認められません。生活習慣が悪く血圧が高い人は血圧が下がる余地があるのですが、よいといわれて摂る成分の効果を、悪い生活習慣の影響が凌駕すると効果はありません。焼け石に水です。

私は血圧や動脈硬化によいといわれる食品は、生活習慣を改善しながら摂ることを勧めています。

●ネギ類

玉ネギは動脈硬化に効果的といわれますが、玉ネギだけではなく長ネギにも同じような効果があります[81]。

生のほうがよいといわれますが、加熱したものでも効果が期待できます。私は玉ネギを薄くスライスしたものを梅酢に漬けて食べるのが好きですが。これは双方とも高血圧に効果があるといわれています。

玉ネギの梅酢漬けはよいつまみにもなりますし、キャベツの千切りにまぶしても美味しいです。

●梅酢

梅酢というと塩分が高いといわれるかもしれませんが、反対に血圧を下げる効果があります。梅干しも同様です。実験室での結果ですが、梅干しに血圧を上げるホルモンを減らす効果があるとされています。また、梅干しに含まれるポリフェノールには抗酸化作用があるので動脈硬化の抑制にも効果が出ます。

●ニンニク

ニンニクも動脈硬化を抑える作用があります。また免疫力を上げる効果もあります。ニンニクと玉ネギに共通するのは硫黄が含まれていることです。そのほかにもアリシンなどさまざまな有効成分が含まれています。硫黄というと硫黄温泉の匂いを思い浮かべる方もいると思います。これは硫化水素という成分です。これがニンニクや玉ネギを食べると体内でつくられ、血圧が下がるといわれています。私の好きな温泉に硫化水素が含まれているところがあります。硫化水素濃度が高く、その温泉に入ると体調がよくなるのですが、血流改善作用だと考えています。また硫化水素は体内でグルタチオンという抗酸化酵素を増やしてくれます。この作用がニンニクを食べることによって得られるのです。ニンニクにはそのほかにも色々な作用があります。

●大根

私の好きな食べもののひとつである大根にも、血圧を下げる作用があるといわれています。特に桜島大根に含まれる成分は効果が高いといわれています[82]。

血圧とは関係がありませんが、大根には消化を助けてくれる作用があります。揚げものと一緒に食べることがありますが、これは消化を助けてくれる以外に酸化を抑える作用があり、調理で酸化した油の影響を減らしてくれます。揚げものを食べるなら大根おろしに、おろし生姜です。

●そば

そばにはルチンという成分が含まれ、抗酸化作用があり、血圧を下げる作用もあるとされています[83]。

ルチンには腸の粘膜を強くする作用もあります。日本でそばというと麺や蕎麦がきをイメージしますが、ガレットのようにクレープ状にしたり、粉にせずに食べることもできます。そばのお粥を食べる地域もあり、もっと幅広く使ってほしいと思っている食材のひとつです。

●納豆

納豆にも血圧を下げる作用があるといわれています[84]。

納豆に含まれるナットウキナーゼには血栓を融解する作用がありますし、納豆に多く含まれるビタミンKには骨粗鬆症や動脈硬化を防ぐ効果があります。

●葉物野菜

そのほか葉物野菜にも、いままで述べてきた理由で血圧を下げる作用があります。

これまで何度も野菜を食べると血圧が下がるといってきましたが、その理由はさまざまな野菜に含まれるビタミンやミネラル、ファイトケミカルといわれる成分にもあると考えられます。

一つひとつの作用というよりも相互作用の可能性が高いです。野菜に含まれる物質はその野菜が成長して子孫を残すためにつくられていて、ビタミンやファイトケミカル、ミネラル、これらがよいバランスで含まれています。野菜として全体を食べて、それらの成分の組み合わせと比率によって効果をもたらしている可能性があります。ですから、食べもの全体を食べたほうが、それぞれの栄養素の相乗効果が発揮されるのです。

私の好物が並んでしまいました。大根おろしにネギ、納豆、梅酢、そば、葉物野菜、これで一食になってしまいます。ほかにも血圧によいといわれる植物はたくさんありますが、季節の野菜を食べること。これが大切です。

◉腸内環境と動脈硬化の関係

ここから少し腸内環境について触れたいと思います。腸内環境が悪いとメタボリックシンドロームになりやすくなり、高血圧や動脈硬化につながります[85]。

食べたものは人間が消化して吸収して体内に入ります。実際には、人が食べたものは主に噛んで飲みこみ、胃液と混ざり撹拌されて、十二指腸に少しずつ流れて膵液と混じり、小腸でさらに分解されて吸収されます。吸収されなかったものは、大腸に行って水分とミネラルを吸収され便になるといわれています。

しかし、ここには大事なプロセスが抜けています。腸内細菌の関与です。人の腸内は暗く暖かく湿った場所です。そんな場所に食べかすを置いておいたらどうなるでしょうか？　腐りますね。そう、人の食べたものは腸、特に大腸で腐ります。発酵と腐敗の違いは何でしょうか？　両方とも微生物が行う活動ですが、人体にとって利点が多ければ発酵、利点が少なければ腐敗です。人の主観が関わります。外国人が納豆を見て、腐っているといっても多くの日本人（関西人以外は）は発酵だといい張るでしょう。

人の腸内でも同じように食べものが腸内細菌によって分解されます。よく善玉菌、悪玉菌といいますが、これも人の立場から見た考えです。腸内の微生物から見れば、人は微生物を運んで遠くまで移動して栄養源を供給してくれるかごかきかもしれません。

腸内細菌が腸内で働き、人に与えてくれているものが無数にあります。人が考えているより多くの部分を人と微生物は共有しています。栄養源も同じです。細菌も生きるために炭水化物やタンパク質が必要で、ビタミンやミネラルも使います。そして、細菌は脳内の神経伝達物質といわれるセロトニンやＧＡＢＡもつくります。ホルモン様の物質やサイトカインもつくります。

人の食習慣や運動習慣が細菌に影響を及ぼし、細菌が作った物質が人にさらに影響を与えるのです。よく人は人に支えられるといいますが、人は人だけで生きているのではなく、数多くの細菌にも支えられているのです[86][87]。

◉腸内でつくられる高血圧の原因物質

腸内がどのような状況にあるかで人の気分は変わります。今日は快便で気分がよいというのはただスッキリ出ただけではなく、よい便が出ている状態では腸内でよい物質がつくられているので気分がよいのです。

この本の本筋に戻りますが、**腸内でつくられる血圧を強力に上げる物質があります。アミン類といわれる物質群です。これらは腸内細菌がアミノ酸を代謝してつくります。脳卒中や心筋梗塞の最後のきっかけはこの物質であるとされています。**

では、何がアミン類をつくり出すのでしょうか？　食べるもので決まります。人が食べたものを分解してつくるのですから、アミン類の材料になる食べものを多量に食べるとつくられます。アミン類の原料はタンパク質です。

細菌は人の食べものの好みにも左右されます。

善玉菌といわれる菌は食物繊維が好きです。つまり野菜や果物、未精製の穀物です。悪玉菌といわれる菌は動物性のタンパク質が好きです。肉や魚、卵、乳製品

です。脳梗塞や心血管疾患のリスクを下げる食事は、善玉菌を増やし悪玉菌を減らします。

◉植物性食品の重要な作用

くり返しますが、植物にはファイトケミカルという抗酸化物質が含まれています。動物は酸素を使ってエネルギーを得ますが、そのときに活性酸素がつくられます。**生物にはこの活性酸素を除去する働きが備わっているのです。しかし、加齢とともに年々その働きが落ちていきます。すると、老化がはじまり病気になりやすくなっていくのですが、そのとき活性酸素を除去する働きの低下を補ってくれるのが植物のつくるファイトケミカルです。**ファイトケミカルと一口にいっても多種多様なファイトケミカルがあります。活性酸素を除去する、炎症を抑える、ミトコンドリアの働きをよくする、免疫細胞を活性化させる、ホルモン様の働きをする等々。

また、植物にはビタミンやミネラルも含まれています。身体をよい状況に保つにはビタミンやミネラルが必要です。たとえば、大正時代には主要な死因のひとつだった脚気の原因はビタミンB1の不足です。玄米にはビタミンやミネラルが含まれていますが、精米するとそれがなくなります。白米の食べすぎが原因で脚気になっていたのです。

現在は食料が豊富なため、欠乏までいきませんが、ビタミン不足でさまざまな病気になっている人がいます。疲れやすさや口内炎、湿疹、筋肉痛、神経痛はビタミンB群の不足で起こります。肉にファイトケミカルは含まれていませんし、穀物の精製、植物や豆を加工する過程でビタミンやミネラルは失われます。精製や加工をすると食物繊維だけでなく、色々と失われるものがあるのです。

たとえば、マグネシウムは血管を拡げるミネラルのひとつですが、これも精製したり加工する過程で失われます。カリウムも同様で、ナトリウムと反対に血圧を下げる作用があります。動物性食品はナトリウムの含有量が多く、植物にはカリウムの含有量が多い。この面でも植物には血圧を下げる作用があるのです。

イライラしやすい人は、塩分の多いものを食べるとさらにイライラしやすくなります。反対にカリウムの多いものを食べると落ち着きます。これはナトリウムには交感神経を刺激する作用が、カリウムには副交感神経を刺激する作用があるからです。何を食べるかでここまで影響が出るのです。

植物性の食べものと動物性の食べもの、どちらを多く食べるのかが血圧や動脈硬化に大きく影響することが理解できたと思います。

◉歯周病も動脈硬化の一因

先ほど少し菌の話が出てきましたが、高血圧や動脈硬化と関わる感染症があります。中年以上の8割がかかっているとされている感染症です。それは歯周病です[88]。

歯周病があると高血圧になりやすくなるなど思いも寄らないかもしれませんが、歯周病も高血圧の大きな要因のひとつです。腸内同様に口の中にもさまざまな菌がいます。**歯周病は歯肉に炎症を起こす菌が増殖することで起こりますが、口の中の**

菌は血液中に入りやすいのです。その菌が、前述した血管内皮細胞といわれる場所で炎症を起こします。血管内皮細胞障害は高血圧や動脈硬化を起こします。心筋梗塞を起こした人のプラーク、酸化したコレステロールが溜まっているところを調べると、多くに歯周病菌がいるという論文があります[89]。

歯周病のある人が食べたり、歯間ブラシをしたり、歯石を取ったりすると血が出ます。血が出ているということは菌が血液中に入る可能性があるということです。口の中は菌だらけです。特に歯周病の人はそうです。歯周病がある人はその治療をすることが高血圧などの治療にもつながります。

歯周病も生活習慣病のひとつなので、生活習慣の改善によって治療することも可能です。精製炭水化物が少なく、オメガ3の脂肪酸やビタミンC、ビタミンDの多い食事は歯周病の炎症を減らします。高血圧や高脂血症や高尿酸血症、糖尿病だけでなく、がんや認知症も生活習慣病です。またそれ以外の難病といわれる病気にも生活習慣が大きく関わるものが多いのです。

もっと身近では腰痛や膝の痛み、肩の痛み、首の凝りにも生活習慣が関わります。

腰が痛いとか膝が痛いことに悩まされている方も多いと思いますが、ただの骨や筋肉の問題ではなく、生活習慣から影響していることが多々あります。実際に、食事を変えるだけで長年の痛みがなくなる人もいます。白米などGI（グリセミックインデックス）の高い炭水化物がよくありません。これはいままで書いてきたことと同じですね。

色々とデータを出して説明してきましたが、よい生活習慣をすることはどこか一箇所に効くだけではないのです。血圧を下げるだけではなく、腸内環境をよくし、炎症を鎮め、抗酸化の働きをし、免疫が適正な働きをするように調整します。これは、高血圧や動脈硬化は単に血管の問題ではなく、全身の問題の表れだからです。つまりよい生活習慣は全身をよくし、血管にもよい効果をもたらすのです。近視眼的な方法ではなく、生活習慣病全体に効果が出ます。これだけの効果が出ると医療費の抑制効果は絶大です。

実際に、生活習慣の改善で医療費が下がるというデータが出ています。昨今老後の資金問題が取りざたされていますが、医療費の多くは老後にかかります。安心して老後を迎えるためには、無意味な出費を抑えることが大切です。病気にならないことが一番出費を抑えます。医療費だけでなく介護費が問題になっていることを考えると呆けないことも大切です。

さらに、呆けると家族か介護のお世話になります。場合によっては家や介護施設で昼夜介護が必要になり、そうすると介護者の生活リズムは崩れます。夜勤をしたり、昼夜逆転が続くとどうなるのでしょうか？　介護者が呆けやすくなります[90]。つまり、呆けの連鎖をつくるのです。とんでもない負の遺産です。そのほかにも睡眠リズムの崩れは高血圧や動脈硬化、がんの原因にもなります。

◉睡眠時間の短さが生活習慣病を招く

睡眠時間が短くても血圧が上がります。血圧が上がるだけではなく生活習慣病全体に悪い影響を与えますし、疲れが取れず寝不足の次の日は調子が悪くなります。それも若いほうが睡眠不足による高血圧の影響を受けやすくなります。若いときは

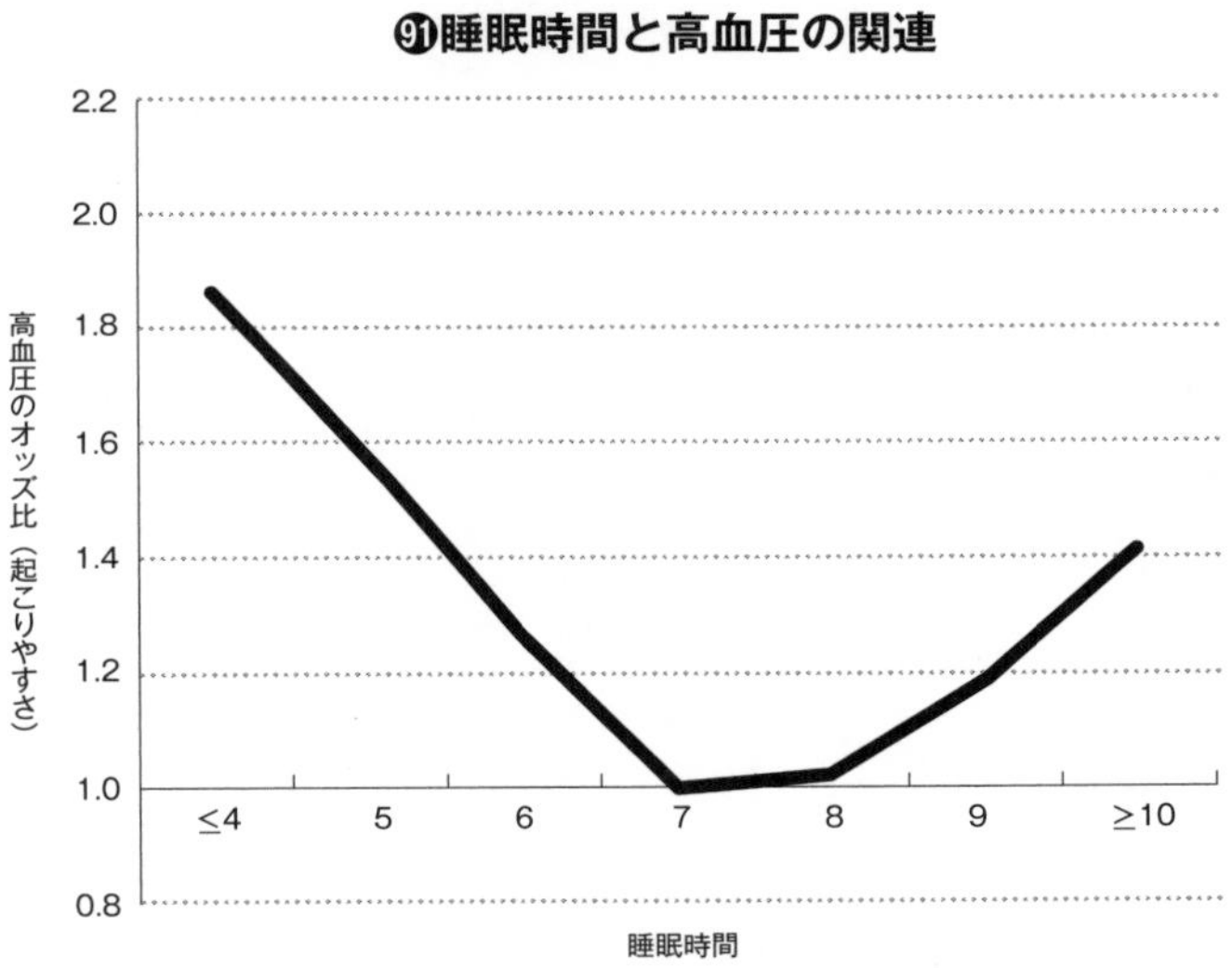

❾❶Grandner M, Mullington JM, Hashmi SD, Redeker NS, Watson NF, Morgenthaler TI. Sleep duration and hypertension: analysis of ＞700,000 adults by age and sex. J Clin Sleep Med. 2018;14(6):1031–1039. doi:10.5664/jcsm.7176 より引用し、一部改変、抜粋

徹夜しても平気だといわれる方もいますが、そんなことはありません。

大規模な研究では睡眠時間7時間前後がもっとも高血圧のリスクが少なく、多すぎても少なすぎても高血圧になりやすくなります[91]。**睡眠時間は高血圧に限らず生活習慣病すべてに関わるのです。**日本人は睡眠時間が短い傾向にあります。これは近代化とデジタル化が大きな理由です。昨今ショートスリーパーが流行りのようですが、長期的な影響についてはわかっていません。人間には適度な休息が必要です。また人は座って寝ているのだけでは不十分です。仰向けで横になるのが一番よいといわれています。

現在、日本では多くの方が交代勤務で働いています。高齢者の増加以上に認知症の方も増え介護施設で働く人も増えていますし、24時間営業の店や工場もあります。交代勤務をしている人は認知症のリスクが上がります。見方を変えれば、便利さや効率を優先すると認知症が増える、認知症が増えると次世代に認知症が増える可能性があるのです。

少し考えてみましょう。いまは高齢化が問題になっていますが、その後は人口減少です。いま人口が多い世代に認知症が増えると、その介護を人口の少ない若い人が引き受けることになります。今はまだよいですが、将来社会が介護費を支えられず、親子共倒れになるかもしれません。その予防のためにも睡眠は大切です。

睡眠を適切に取り、夜に寝て活動しないことに副作用があるでしょうか？　睡眠時間で将来の負担を減らすことができればこんな安上がりなことはありません。

夜寝るためには朝の早い時間に朝日を浴びることが大切です。

日を浴びて16時間後にメラトニンというホルモンが脳の松果体という部位から分泌されます。メラトニンは睡眠を促す働きがあります。そのほかにも抗酸化作用があるのでちゃんと分泌されるようにしない手はありません。

日にあたることはあたり前のことですが、現代人は日照不足になりがちです。

朝起きて日にあたることでよく眠れて、生活習慣病が減ればこんなにうれしいことはありません。

あとがき

医療費や介護費へ限られた資金を回すことは前向きではありません。どちらかというと仕方がない支出です。それよりももっと楽しいことにお金を回すことを考えたほうが有意義ですよね。毎年医療費と介護費で10万円かかるよりは、どこに遊びに行こうかと考えたほうが人生は充実するかと思います。

現在、日本では国民健康保険と介護保険が強制的にかけられています。年々保険料が上がっていることは実感していると思います。医療費や介護費が増えても病人は増え、介護が必要な人も増えています。医療費などの増大は、高齢化の影響もありますが、実際にはそれ以上のペースで増えています。病人や介護が必要な人も増えていますが、金額が増えると管理費用が膨らんでくるのです。30年ほど前から医療費削減は課題とされていますが、増え続けています。

自分が頑張って医療費や介護費が必要ないといっても保険料が返ってくるわけで

はありませんから、使ったほうが得だという発想になるのはしようがないかもしれませんが。

政府が本当に国民を健康にしたいなら、薬を飲むより本書にあるような健康になる食習慣や生活習慣を勧める広報活動をもっと積極的にするべきだと思いますが、余分な広報活動にお金をかける割に国民の健康に資するためには使いません。

アメリカでは国民皆保険がない状況で医療費が高騰し、中産階級の人でも病気になると破産するため、予防医療に自主的に取り組む人が増えました。日本は国民皆保険があり、病気になっても高額になると一定額以上払わなくてよい制度がありま す。よい制度ではあるのですが諸刃の剣、いまの制度のままでは予防に対し目が向かないのです。このまま医療費の増大が続くと、いずれこの制度は破綻します。語弊を恐れずにいえば、私は一度この制度が破綻しない限り、病気の予防に目を向ける人が増えないのではないかと考えています。

健康問題は自己責任だけで片付けられない側面もあります。大気汚染や騒音、電磁波の問題などがそうです。また、交代勤務の仕事が多い状況も社会的な問題で、これらは個人でどうこうできる問題ではありません。そして、食塩といわれて売られているものや、多くのレシピで使われている上白糖が健康被害をもたらしています。これらに対する規制は何もありません。タバコと同じようにリスクがある食べものですよと知らせる必要があると思うのです。

これらを見直さない限り、政府が国民の健康を真剣に重要視しているとはいえません。しかし私はこのことに感謝しないといけないのかもしれません。政府がやらないがために、私に仕事が回ってくるのですから。

今回、高血圧をテーマに書きました。高血圧はよいことではありません。可能なら血圧は下げたほうがよい。しかし、多くの人にあてはまる中等度の高血圧では、薬で血圧を下げても動脈硬化のリスクは下がらず、副作用のリスクがありお金ばかりかかると書いてきました。心筋梗塞予防のために飲んでいたつもりが、逆に薬のせいで心筋梗塞になってしまった、血圧がちょっと高いだけなのに飲まされた薬のせいで糖尿病になってしまった、などはたくさんの人のデータを取ってわかったことです。薬を飲むよりは生活習慣を見直すほうが効果的で経済的なことが、読んでいただいてわかったのではないでしょうか。

一度、「高血圧は薬を使って治療をするものだ」という考えが人々に植え付けられてしまうと、それを修正するのは大変です。ガリレオは宗教裁判で「それでも地球は回っている」といったらしいですが、太陽を中心に地球が回っているいまの常識はその時代では罪になったのです。真実をいったのに投獄されてしまった。それくらい人の考えはつくられた思い込みに左右されます。事実ではなく思い込みに。

私が大事にしている感覚に「変」があります。不自然でもよいですが、何か変。

高血圧の薬に関しても変だと思う人は多いと思うのですが、偉い先生がいっているからなどという理由で、自分の感覚を封じ込めてしまいます。これは考えを植えつけたい側にしてみればしてやったりです。

医者が「高血圧だから薬を飲みましょう」というのと、患者さんが自ら「高血圧で心配だから薬をください」という。どちらがマーケティングとして成功でしょうか？　自分からほしいといわせたほうがよいですよね。高血圧は怖いという考えを広めてしまえば、この場合は薬を飲んだほうがよい、この場合は飲まなくてよい、などというそんな科学的なデータは関係なく「怖いから薬がほしい」となるのです。ほしいといわれるのを必要ないと説得をするのは大変です。

この怖い病は周りにも伝播します。盲目的に誤った情報を信じて怖がっている人たちは、尾ひれを付けてあることないこと話します。そうして周りの人に悪影響をもたらします。その結果、「高血圧には薬を飲むのがあたり前」という刷り込みが生まれました。

私は薬を使いたくないという人に、生活習慣のアドバイスをしています。生活習慣のアドバイスをすると、場合によって診療は1回で終わってしまいます。実践できるかどうかは患者さん次第ですが、生活習慣の修正ができれば高血圧で薬を飲むよりはるかに心筋梗塞や脳梗塞の危険性が下がります。それだけでなく総死亡率も下がります。医者としての私は1年に1度くらい生活習慣のアドバイスを受けていただいたほうがありがたいのですが、それも必要なくなります。

さらに、生活習慣のアドバイスを受けるよりも、この本に書かれていた内容を実践することがもっとも効率的だと思います。米国では血圧を1mmHg低下させるには平均62ドル必要という研究があります。私の概算ではこの本を読むのにかかる時間が5時間。時給3000円の人だと1万5000円。この本を読んで、何かしらの行動をすることで血圧が最低5mmHg下がるとすると、米国での生活指導より効果的ということになります。

それで数百万円お金が浮くと思えば安いものです。

高血圧には、降圧剤より生活習慣の改善のほうが健康にも経済的にも効率的だ、ということをお伝えしたくてこの本を書きました。

端的にいえば、体重が多い場合には落とす、運動をする、よい環境で育てられた野菜をたくさん食べ、精製された穀物は避け、肉は減らす。加工食品を避ける。タバコを吸っていれば止める。深呼吸をし、水をよく飲み、夜はしっかりと寝て、早起きして日にあたる。自然の多い山や森、海に行くのもよいことです。

かつてはあたり前だったことがあたり前でなくなっている時代です。

便利で楽な時代になりましたが、身体には負荷がかかっています。それをどう捉えるかは人それぞれ違います。十人十色といいますが、私はそれでよいと思っています。性格が違うように体質も違います。それを無視して同じように治療をしようとするとうまくいかなくなります。

人が生き残っていくには多様性が必要になります。全員が同じことをする必要はないですし、それでは人類が生き残る可能性が少なくなります。

どの生き方がよかったかは後世にわかることです。しかし、人類の歴史から考えると、人は長く親しんだ自然環境に適応していることは明白です。温故知新。

高血圧を生活習慣で何とかしたいという人は、いまは少数派かもしれません。しかし、近い将来、それが多数派になってほしいと願っています。

多くの情報が溢れるなか、本書では私がよいと思う情報を紹介しました。高血圧を切り口にしていますが、高血圧に留まらず多くの生活習慣病に有効な内容だと自負しています。高血圧がそうであるように、生活習慣病は昨今問題となっている社会問題や環境問題とも関わりがあります。気が付けば人と自然との間に大きな隔たりができてしまいました。この隔たりを減らすことが健康への道です。

終わりにこの本のきっかけを作って頂いた小峰歯科医院の小峰一雄先生、講演をさせていただいたNatural style（ナチュラルスタイル）の主宰荻原彩子様をはじめとした皆様、その講演を聞いて本にする事を提案いただいた株式会社ユサブルの松本卓也社長、またこの本の中で引用させていただいた研究・調査をされた諸先生方、これまで私に関わり御指導いただいたすべての方々、そして私の乱雑な文・字を解読された編集に関わった皆様に感謝の意を表します。これらの方々のお陰様でこの本が生まれました。

最後にこれまでもそしてこれからも私たちの存在を支えてくれているこの宇宙に感謝をし、本書の終わりとさせていただきます。

皆々様が健康でよく生きられますように。

2023年1月　山口貴也

参考文献一覧

❶東 幸仁 動脈硬化の第一段階としての血管内皮障害 内科学会雑誌 第96巻 第8号・平成19年8月10日
❷❼厚生労働科学研究費補助金（政策科学総合研究事業(政策科学推進研究事業)）総合研究報告書 生活習慣・健診結果が生涯医療費に及ぼす影響に関する研究 研究代表者 辻 一郎 東北大学大学院医学系研究科公衆衛生学分野・教授
❸小久保喜弘　国内外の脳卒中の推移　2017年12月 日循予防誌 第52巻 第3号　総説（循環器病予防総説シリーズ 3 :記述疫学編 1）
❹LK Dahl　SALT INTAKE AND DEVELOPMENT OF ESSENTIAL HYPERTENSION International Journal of Epidemiology 2005;34:967-972
❺James P. Sheppard et al. Benefits and Harms of Antihypertensive Treatment in Low-Risk Patients With Mild Hypertension JAMA Intern Med. doi:10.1001/jamainternmed.2018.4684
❻Samaneh Akbarpour el at. Healthy lifestyle behaviors and control of hypertension among adult hypertensive patients. nature SCIEnTIFIC RepoRTS ¦ (2018) 8:8508 ¦ DOI:10.1038/s41598-018-26823-5
❽Shizuka Sasazuki　et al. Body Mass Index and Mortality From All Causes and Major Causes in Japanese: Results of a Pooled Analysis of 7 Large-Scale Cohort Studies J Epidemiol 2011;21(6):417-430
❾(https://epi.ncc.go.jp/can_prev/evaluation/2830.html)
❿David R. Jacobs, Jr el at. Cigarette Smoking and Mortality Risk Twenty-five-Year Follow-up of the Seven Countries Study ARCH INTERN MED/ VOL 159, APR 12, 1999
⓫Wen Qin et al. Light Cigarette Smoking Increases Risk of All-Cause and Cause-Specific Mortality: Findings from the NHIS Cohort Study Int. J. Environ. Res. Public Health 2020, 17, 5122
⓬Nabavizadeh P, Liu J, Havel CM, et al. Vascular endothelial function is impaired by aerosol from a single IQOS HeatStick to the same extent as by cigarette smoke Tob Control 2018;27:s13-s19.
⓭https://world-heart-federation.org/news/air-pollution-and-cardiovascular-disease-a-window-of-opportunity/
⓮Hammer MS, Swinburn TK, Neitzel RL. 2014. Environmental noise pollution in the United States: developing an effective public health response. Environ Health Perspect 122:115-119;
⓯Gould van Praag, C. D. et al. Mind-wandering and alterations to default mode network connectivity when listening to naturalistic versus artificial sounds. Sci. Rep. 7, 45273;
⓰Buxton et al. A synthesis of health benefits of natural sounds and their distribution in national parks PNAS 2021 Vol. 118 No. 14 e2013097118
⓱Fatma A. Mohamed el qt.Study Of The Cardiovascular Effects Of Exposure To Electromagnetic Field. Life Science Journal. 2011;8(1):260-274]
⓲M.L. Pall Wi-Fi is an important threat to human health　Environmental Research 164 (2018) 405-416

⑲K. Vangelova and D. Velkova STRESS AND FATIGUE IN OPERATORS UNDER RADIOFREQUENCY ELECTROMAGNETIC RADIATION AND SHIFT WORK Acta Medica Bulgarica, Vol. XLI, 2014, No 2
⑳Miller AB el at. (2019) Risks to Health and Well-Being From Radio-Frequency Radiation Emitted by Cell Phones and Other Wireless Devices. Front. Public Health 7:223. doi: 10.3389/fpubh.2019.00223
㉑Santini R, et al. Enquête sur la santé de riverains de stations relais de téléphonie mobile: I/incidences de la distance et du sexe [Investigation on the health of people living near mobile telephone relay stations: I/Incidence according to distance and sex]. Pathol Biol (Paris). 2002 Jul;50(6):369-73. French. doi: 10.1016/s0369-8114(02)00311-5. Erratum in: Pathol Biol (Paris). 2002 Dec;50(10):621. PMID: 12168254.
㉒Fujioka and Ishikawa Remnant Lipoproteins and Atherosclerosis Journal of Atherosclerosis and Thrombosis Vol.16, No.3
㉓N.A. Strobel et al. Oxidative stress biomarkers as predictors of cardiovascular disease International Journal of Cardiology 147 (2011) 191–201
㉔石垣 泰 動脈硬化発症・進展における血中酸化 LDL の重要性 糖尿病 53(4):231~233, 2010
㉕Iain P Hargreaves Ubiquinone: cholesterol' s reclusive cousin Ann Clin Biochem 2003; 40: 207–218
㉖Ray KK, Seshasai SR, Erqou S, Sever P, Jukema JW, Ford I, Sattar N. Statins and all-cause mortality in high-risk primary prevention: a meta-analysis of 11 randomized controlled trials involving 65,229 participants. Arch Intern Med. 2010 Jun 28;170(12):1024-31. doi: 10.1001/archinternmed.2010.182. PMID: 20585067.
㉗Wang, B.; Qiu, J.; Lian, J.; Yang, X.; Zhou, J. Gut Metabolite Trimethylamine-N-Oxide in Atherosclerosis: om Mechanism to Therapy. Front. Cardiovasc. Med. 2021, 8, 723886.
㉘The Role of Glucagon in the Pathophysiology and Treatment of Type 2 Diabetes https://doi.org/10.1016/j.mayocp.2017.12.003
㉙Aston-Mourney K, Proietto J, Morahan G & Andrikopoulos S 2008 Too much of a good thing: why it is bad to stimulate the beta cell to secrete insulin. Diabetologia 51 540–545. (doi:10.1007/s00125-008- 0930-2)
㉚Sharavana G el at. Lutein attenuates oxidative stress markers and ameliorates glucose homeostasis through polyol pathway in heart and kidney of STZ-induced hyperglycemic rat model. Eur J Nutr. 2017;56(8):2475-2485.
㉛J. Sundstro ̈ m and B. Neal Replacing the current hypertension control paradigm European Heart Journal – Quality of Care and Clinical Outcomes (2015) 1, 17–22
㉜Matsui S, Sobue T, Zha L, Kitamura T, Sawada N, Iwasaki M, Shimazu T, Tsugane S. Long-term antihypertensive drug use and risk of cancer: The Japan Public Health Center-based prospective study. Cancer Sci. 2021 May;112(5):1997-2005. doi: 10.1111/cas.14870. Epub 2021 Apr 1. PMID: 33660381; PMCID: PMC8088916.
㉝Taylor, Hu, and Curhan Thiazide diuretics, β-blockers, and diabetes risk DIABETES CARE, VOLUME 29, NUMBER 5, MAY 2006
㉞Lv J et al. (2012) Effects of Intensive Blood Pressure Lowering on Cardiovascular

and Renal Outcomes: A Systematic Review and Meta-Analysis. PLoS Med 9(8): e1001293. doi:10.1371/journal.pmed.1001293
㉟Sripal Bangalore et al. Antihypertensive drugs and risk of cancer: network meta-analyses and trial sequential analyses of 324 168 participants from randomised trials. www.thelancet.com/oncology
㊱J.A.H. Masoli et al. Blood pressure in frail older adults Age and Ageing 2020; 49: 807–813
㊲Sierra C (2020) Hypertension and the Risk of Dementia. Front. Cardiovasc. Med. 7:5. doi: 10.3389/fcvm.2020.00005
㊳Reeve E, Jordan V, Thompson W, Sawan M, Todd A, Gammie TM, Hopper I, Hilmer SN, Gnjidic D. Withdrawal of antihypertensive drugs in older people. Cochrane Database Syst Rev. 2020 Jun 10;6(6):CD012572. doi: 10.1002/14651858.CD012572.pub2. PMID: 32519776; PMCID: PMC7387859.
㊴SS Hedayati et al.: Non-pharmacological aspects of blood pressure control Kidney International (2011) 79, 1061–1070
㊵Marijon et al Sports-Related Sudden Death Circulation. 2011;124: 672-681.
㊶Lippi et al. Sudden Death and Physical Exercise Seminars in Thrombosis & Hemostasis Vol. 44 No. 8/2018
㊷スポーツと死因別死亡の地域相関研究　柴田 陽介（浜松医科大学 健康社会医学講座），村田 千代栄，野田 龍也，早坂 信哉，尾島 俊之 運動疫学研究: Research in Exercise Epidemiology (1347-5827)11巻 Page8-16(2009.03)
㊸Xu,S.;Baker,J.S.;Ren,F. The Positive Role of Tai Chi in Responding to the COVID-19 Pandemic. Int. J. Environ. Res. Public Health2021,18,7479.
㊹Wang et al. Tai Chi, Walking, Jogging, and Mortality Am J Epidemiol. 2013;178(5): 791–796
㊺Liu J, Chen P, Wang R, Yuan Y, Li C (2012) Effect of Tai Chi Exercise on Immune Function in Middle-aged and Elderly Women. J Sports Med Doping Stud 2:119. doi:10.4172/2161-0673.1000119
㊻Campbell JP and Turner JE (2018) Debunking the Myth of Exercise- Induced Immune Suppression: Redefining the Impact of Exercise on Immunological Health Across the Lifespan. Front. Immunol. 9:648. doi: 10.3389/fimmu.2018.00648
㊼B. Xi et al. Sugar-sweetened beverages and CVD risk. British Journal of Nutrition (2015), 113, 709–717
㊽Yokoyama Y el at. Vegetarian diets and blood pressure: a meta-analysis. JAMA Intern Med. 2014 Apr;174(4):577-87. doi: 10.1001/jamainternmed.2013.14547. PMID: 24566947.
㊾Sun Y et al. Association of major dietary protein sources with all-cause and cause-specific mortality: the Women' s Health Initiative (FS03-08-19). Curr Dev Nutr. (2019) 3(Supplement_1):nzz046. doi: 10.1093/cdn/nzz046.FS03-08-19
㊿Tammy Y N Tong et al. Risks of ischaemic heart disease and stroke in meat eaters, fish eaters, and vegetarians over 18 years of follow-up: results from the prospective EPIC-Oxford study.BMJ 2019;366:l4897 ¦ doi: 10.1136
51Kim H, Caulfield LE, Garcia-Larsen V, Steffen LM, Coresh J, Rebholz CM. Plant-

Based Diets Are Associated With a Lower Risk of Incident Cardiovascular Disease, Cardiovascular Disease Mortality, and All-Cause Mortality in a General Population of Middle-Aged Adults. J Am Heart Assoc. 2019 Aug 20;8(16):e012865. doi: 10.1161/JAHA.119.012865. Epub 2019 Aug 7. PMID: 31387433; PMCID: PMC6759882.
52 Kim H, Caulfield LE, Garcia-Larsen V, Steffen LM, Coresh J, Rebholz CM. Plant-Based Diets Are Associated With a Lower Risk of Incident Cardiovascular Disease, Cardiovascular Disease Mortality, and All-Cause Mortality in a General Population of Middle-Aged Adults. J Am Heart Assoc. 2019 Aug 20;8(16):e012865. doi: 10.1161/JAHA.119.012865. Epub 2019 Aug 7. PMID: 31387433; PMCID: PMC6759882.
53 TJ Key et al. Mortality in vegetarians and non-vegetarians:a collaborative analysis of 8300 deaths among 76,000 men and women in five prospective studies public Health Nutrition: I (I) , 33-41
54 Badimon L., Peña E., Arderiu G., et al. C-reactive protein in atherothrombosis and angiogenesis. Frontiers in Immunology . 2018;9(1):p. 430. doi: 10.3389/fimmu.2018.00430.
55 Jensen PN et al. (2018) The association of estimated salt intake with blood pressure in a Viet Nam national survey. PLoS ONE 13(1): e0191437. https://doi.org/10.1371/journal. pone.0191437
56 Katsuyuki Miura el at. Dietary Salt Intake and Blood Pressure in a Representative Japanese Population: Baseline Analyses of NIPPON DATA80
J Epidemiol 2010;20(Suppl 3):S524-S530 doi:10.2188/jea.JE20090220
57 Pickering,R.T el at. Higher Intakes of Potassium and Magnesium, but Not Lower Sodium, Reduce Cardiovascular Risk in the Framingham Offspring Study. Nutrients 2021, 13, 269. https:// doi.org/10.3390/nu13010269
58 F.H. Messerli et al. Sodium intake, life expectancy, and all-cause mortality European Heart Journal (2021) 42, 2103–2112
59 Fu et al Nonpharmacologic Interventions for Hypertension J Am Heart Assoc. 2020;9:e016804. DOI: 10.1161/JAHA.120.016804
60 Yumi Nakamura et al.Effect of Increased Daily Water Intake and Hydration on Health in Japanese Adults Nutrients 2020, 12, 1191
61 Khera AV et al. Genetic risk, adherence to a healthy lifestyle, and coronary disease. N Engl J Med. 2016;375(24):2349–2358. doi: 10.1056/NEJMoa1605086.
62 Chiuve S.E., Mccullough M.L., Sacks F.M., Rimm E.B. Healthy Lifestyle Factors in the Primary Prevention of Coronary Heart Disease Among Men. Circulation. 2006;114:160–167. doi: 10.1161/CIRCULATIONAHA.106.621417.
63 Estadella D el at. Lipotoxicity: effects of dietary saturated and transfatty acids. Mediators Inflamm. 2013;2013:137579. doi: 10.1155/2013/137579. Epub 2013 Jan 31. PMID:
23509418; PMCID: PMC3572653.
64 Kiage JN el at. Intake of trans fat and all-cause mortality in the Reasons for Geographical and Racial Differences in Stroke (REGARDS) cohort. Am J Clin Nutr. 2013 May;97(5):1121-8. doi: 10.3945/ajcn.112.049064. Epub 2013 Apr 3. PMID: 23553155; PMCID: PMC3628378.

⑮Hathaway D, et al.Omega 3 Fatty Acids and COVID-19: A Comprehensive Review. Infect Chemother. 2020 Dec;52(4):478-495. doi: 10.3947/ic.2020.52.4.478. PMID: 33377319; PMCID: PMC7779984.
⑯Harris WS el at. Fatty Acids and Outcomes Research Consortium (FORCE). Blood n-3 fatty acid levels and total and cause-specific mortality from 17 prospective studies. Nat Commun. 2021 Apr 22;12(1):2329. doi: 10.1038/s41467-021-22370-2. PMID: 33888689; PMCID: PMC8062567.
⑰大塚 礼　等 地域在住中高年男女における性・年齢群別の血清脂肪酸構成比率　日本栄養・食糧学会誌(0287-3516)66巻3号 Page147-153(2013.06) 2013328171, DOI:10.4327/jsnfs.66.147
⑱Kemi VE, Kärkkäinen MU, Rita HJ, Laaksonen MM, Outila TA, Lamberg-Allardt CJ. Low calcium:phosphorus ratio in habitual diets affects serum parathyroid hormone concentration and calcium metabolism in healthy women with adequate calcium intake. Br J Nutr. 2010 Feb;103(4):561-8. doi: 10.1017/S0007114509992121. Epub 2009 Sep 28. PMID: 19781123.
⑲Nyirenda, Moffat J; Padfield, Paul L. Parathyroid hormone and hypertension. Journal of Hypertension23(9):p1633-1634,September2005.¦DOI: 10.1097/01.hjh.0000179508.84479.90
⑳Fujii H. Association between Parathyroid Hormone and Cardiovascular Disease. Ther Apher Dial. 2018 Jun;22(3):236-241. doi: 10.1111/1744-9987.12679. Epub 2018 Apr 30. PMID: 29707916.
㉑Calvo MS, Moshfegh AJ, Tucker KL. Assessing the health impact of phosphorus in the food supply: issues and considerations. Adv Nutr. 2014 Jan 1;5(1):104-13. doi: 10.3945/an.113.004861. PMID: 24425729; PMCID: PMC3884091.
㉒Heath AK, Kim IY, Hodge AM, English DR, Muller DC. Vitamin D Status and Mortality: A Systematic Review of Observational Studies. Int J Environ Res Public Health. 2019 Jan 29;16(3):383. doi: 10.3390/ijerph16030383. PMID: 30700025; PMCID: PMC6388383.
Xikang Fan, Jiayu Wang, Mingyang Song, Edward L Giovannucci, Hongxia Ma, Guangfu Jin, Zhibin Hu, Hongbing Shen, Dong Hang, Vitamin D Status and Risk of All-Cause and Cause-Specific Mortality in a Large Cohort: Results From the UK Biobank, The Journal of Clinical Endocrinology & Metabolism, Volume 105, Issue 10, October 2020, Pages e3606–e3619, https://doi.org/10.1210/clinem/dgaa432
㉓Wang J, Zhou JJ, Robertson GR, Lee VW. Vitamin D in Vascular Calcification: A Double-Edged Sword? Nutrients. 2018 May;10(5):E652. DOI: 10.3390/nu10050652. PMID: 29786640; PMCID: PMC5986531.
㉔Asakura K, Etoh N, Imamura H, Michikawa T, Nakamura T, Takeda Y, Mori S, Nishiwaki Y. Vitamin D Status in Japanese Adults: Relationship of Serum 25-Hydroxyvitamin D with Simultaneously Measured Dietary Vitamin D Intake and Ultraviolet Ray Exposure. Nutrients. 2020 Mar 11;12(3):743. doi: 10.3390/nu12030743. PMID: 32168939; PMCID: PMC7146414.
㉕Crowe FL, Steur M, Allen NE, Appleby PN, Travis RC, Key TJ. Plasma concentrations of 25-hydroxyvitamin D in meat eaters, fish eaters, vegetarians and

vegans: results from the EPIC-Oxford study. Public Health Nutr. 2011 Feb;14(2):340-6. doi: 10.1017/S1368980010002454. Epub 2010 Sep 21. PMID: 20854716.
⑯著者作成
⑰Reitz C., Luchsinger J.A. Relation of Blood Pressure to Cognitive Impairment and Dementia. Curr. Hypertens. Rev. 2007;3:166-176. doi: 10.2174/157340207781386747.
⑱Morris M. C. et al.(2018). Nutrients and bioactives in green leafy vegetables and cognitive decline: prospective study. Neurology 90 e214-e222.
⑲Lourida I, Hannon E, Littlejohns TJ, Langa KM, Hyppönen E, Kuzma E, Llewellyn DJ. Association of Lifestyle and Genetic Risk With Incidence of Dementia. JAMA. 2019 Aug 6;322(5):430-437. doi: 10.1001/jama.2019.9879. PMID: 31302669; PMCID: PMC6628594.
⑳Zhang D, Wang G, Joo H. Am J A systematic review of economic evidence on community hypertension interventions. Prev Med. 2017;53:0-30.
81 Olas B. Anti-aggregatory potential of selected vegetables—Promising dietary components for the prevention and treatment of cardiovascular disease. Adv. Nutr. 2019;10:280-290. doi: 10.1093/advances/nmy085. -
82 Sasaki M. el at.Characteristic Analysis of Trigonelline Contained in Raphanus sativus Cv. Sakurajima Daikon and Results from the First Trial Examining Its Vasodilator Properties in Humans. Nutrients. 2020;12:1872. doi: 10.3390/nu12061872.
83 Kreft M. Buckwheat phenolic metabolites in health and disease. Nutr Res Rev. (2016) 29:30-9. 10.1017/S0954422415000190
84 Jensen,G.S.;Lenninger,M.;Ero,M.P.;Benson,K.F.Consumptionofnattokinaseisassociatedwithreducedbloodpressureand von Willebrand factor, a cardiovascular risk marker: Results from a randomized, double-blind, placebo-controlled, multicenter North American clinical trial. Integr. Blood Press. Control 2016, 9, 95-104.
85 Robles-Vera I., Toral M., Duarte J. Microbiota and Hypertension: Role of the Sympathetic Nervous System and the Immune System. Am. J. Hypertens. 2020;33:890-901. doi: 10.1093/ajh/hpaa103.
86 Sampson TR, Mazmanian SK. Control of Brain Development, Function, and Behavior by the Microbiome. Cell Host Microbe (2015) 17(5):565-76. doi: 10.1016/j.chom.2015.04.011
87 Lee SH et al. Emotional well-being and gut microbiome profiles by enterotype. Sci Rep. 2020;10:1-9.
88 Munoz AE et al. Periodontitis is associated with hypertension: A systematic review and meta-analysis. Cardiovasc Res 2020; 116(1): 28-39.
89 Atarbashi-Moghadam F. el at.Periopathogens in atherosclerotic plaques of patients with both cardiovascular disease and chronic periodontitis. ARYA Atheroscler. 2018;14:53-57.
90 Leso V., Caturano A., Vetrani I., Iavicoli I. Shift or night shift work and dementia risk: A systematic review. Eur. Rev. Med. Pharmacol. Sci. 2021;25:222-232. doi: 10.26355/eurrev_202101_24388.
91 Grandner M et al.Sleep duration and hypertension: analysis of > 700,000 adults by age and sex. J Clin Sleep Med. 2018;14(6):1031-1039. doi:10.5664/jcsm.7176

山口貴也 Takaya Yamaguchi
1977年生まれ。愛知県出身。

岩手医科大学卒業後、医療法人鉄蕉会亀田総合病院、茂原機能クリニック、医療法人蛍慈会菜の花クリニック、医療法人社団聖光会聖光会病院、医療法人社団桐佑会藤島クリニック勤務を経て山口醫院を開業。

卒業後に栄養学や東洋医学、西洋の伝統医学、代替療法の勉強をし、生活習慣が病気をつくることを知る。

2016年、山口醫院を開業し、病気の原因となった生活習慣を改める指導を主に行なっている。

2016年　東久邇宮文化褒賞受賞。

最新医学データが導き出した
薬・減塩に頼らない血圧の下げ方

2023年3月7日初版第一刷発行

著者　山口貴也
編集人　須田とも子
発行人　松本卓也
発行所　株式会社ユサブル
〒103-0014　東京都中央区日本橋蛎殻町2-13-5　美濃友ビル3F
電話：03（3527）3669
ユサブルホームページ：http://yusabul.com/
印刷所　株式会社光邦

ISBN978-4-909249-50-0
定価はカバーに表示してあります。
落丁・乱丁はお手数ですが、当社までお問い合わせください。